多領域をまとめてCHECK ✓

今はこうする

ケアの根拠

編集 林 直子

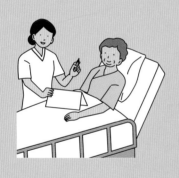
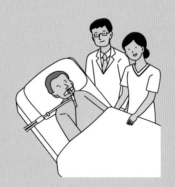
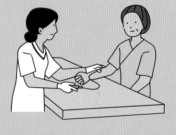
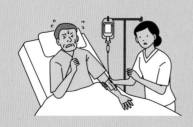
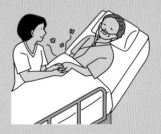

照林社

編著者一覧

編集

林　直子　聖路加国際大学大学院看護学研究科 教授

執筆 （五十音順、●＝領域別編集）

青木奈々　医療法人社団プラタナス桜新町アーバンクリニック在宅医療部 桜新町ナースケア・ステーション、摂食・嚥下障害看護認定看護師

浅川翔子　慶應義塾大学看護医療学部 助教

●**麻生咲子**　静岡県立静岡がんセンター看護部5西病棟 副看護師長補佐、がん看護専門看護師

●**猪飼やす子**　聖路加国際大学大学院看護学研究科老年看護学 助教、慢性疾患看護専門看護師

石川典子　静岡県立静岡がんセンター患者家族支援センター、皮膚・排泄ケア認定看護師

●**井上昌子**　東北大学病院看護部、急性・重症患者看護専門看護師

岩田多加子　聖路加国際病院看護部、精神看護専門看護師

●**逢阪美里**　聖路加国際病院看護部オンコロジーセンター、がん看護専門看護師

●**沖村愛子**　聖路加国際大学大学院看護学研究科 助教

小布施未桂　聖路加国際大学大学院看護学研究科 博士後期課程

加藤木真史　神奈川県立保健福祉大学保健福祉学部看護学科 准教授

亀田典宏　聖路加国際大学大学院看護学研究科基礎看護・看護技術学 助教

川原佳代　聖路加国際大学大学院看護学研究科慢性期看護学 助教

●**木村理加**　聖路加国際大学大学院看護学研究科 助教

●**佐居由美**　聖路加国際大学大学院看護学研究科基礎看護・看護技術学 准教授

高橋理奈　聖路加国際病院看護部心血管センター 看護師

中野真理子　順天堂大学医学部附属順天堂医院がん治療センター、がん看護専門看護師

西本　葵　聖路加国際大学大学院看護学研究科基礎看護・看護技術学 助教

馬場愛子　株式会社楓の風、在宅看護専門看護師

樋勝彩子　元 聖路加国際大学大学院看護学研究科

増谷　瞳　慶應義塾大学病院感染制御部、感染症看護専門看護師

松井憲子　東北大学病院高度救命救急センター 看護師長、急性・重症患者看護専門看護師

米田昭子　山梨県立大学看護学部・看護学研究科成人・老年実践応用看護学 慢性期看護学 教授、慢性疾患看護専門看護師

綿貫成明　国立看護大学校看護学部老年看護学 教授（研究課程部長）

（2022年11月現在）

はじめに

　臨床の第一線で活躍する看護師の皆さんは、両手両足では数え切れないほどのタスクを背負いながら、患者さんによりよいケアを提供するべく日々奮闘していることと思います。診断、治療にかかわる医療技術の革新的進歩は、多くの患者さんの生命を救い、苦痛症状の緩和と予後の改善をもたらしました。それは医学的な治療技術の発展のみならず、看護師のケアが両輪となり、さらには多職種の協働があって、さまざまな病態、病期にある患者さんのキュアとケアをサポートしてきた賜物といえるでしょう。

　常にアップデートされるガイドラインの内容を把握したり、次々と開発される新たな医療機器を確実に使いこなすことは、患者ケアに携わる看護師にとって必須の課題です。3〜5年サイクルで改訂されるガイドラインが多い医療の世界では、**5年前の常識が今の非常識となることも珍しくありません。看護ケアも然り**です。病棟の"お作法"として行われていたケアがじつは何の効果もなかった、あるいは科学的根拠があるとされて行っていた処置が、じつは根拠がなかった……など、臨床経験が長い看護師であれば、新人のころ先輩から叩き込まれた（そして、やらないと怒られた）ケアのうち、今ではすっかり行わなくなったものがいくつも浮かぶことでしょう。Evidence based practice（EBP）の概念が2000年代なかごろから看護の世界にも徐々に浸透し、根拠（エビデンス）のあるケアを実践するべく個々の実践内容を吟味し、その成果が明らかになってきたことに負うところも大きいでしょう。

　超高齢社会を迎えたわが国では、ケア対象の多くが高齢者であり、多様な既往歴をもつ高齢患者さんの周術期ケア、最新のがん治療を受ける認知症患者さんのケアなど、実践の場では常に多岐にわたる知識が求められます。本書は、このような医療現場で活躍する看護師の**「自分の診療科のみならず、多領域の最新知識をまとめて知りたい！」という要望に応えるべく誕生しました。**基礎看護技術、外科、内科、高齢者・認知症、救急看護、ICU看護、外来看護、在宅看護の8章で構成し、それぞれの領域で収集した**臨床で感じる"疑問の種"**に対し、臨床・教育・研究のエキスパートが最新情報をもとに解説しました。人間の煩悩をも上回る全109項目を習得することで、目の前の患者さんにベストなケアが提供できるエキスパートナースへと近づく一助となれば幸いです。

2022年11月

聖路加国際大学大学院看護学研究科

林　直子

CONTENTS

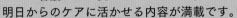
看護師の皆さんの「へぇ〜、そうなんだ！」から、
看護ケアは変わっていきます。
明日からのケアに活かせる内容が満載です。

Part 3　内科

装丁・本文デザイン・DTP制作：伊延あづさ（アスラン編集スタジオ）
カバー・本文イラスト：吉村堂（アスラン編集スタジオ）

Part 1

基礎看護技術・臨床検査

患者をケアするなかで日常的に実施している看護技術、治療に欠かせない臨床検査など、Part1 では筋肉内注射、採血、血圧測定、口腔ケア、環境整備について、"イマドキ"の根拠を説明します。そのほか、車椅子移乗や浣腸、吸引など、以前から紹介されているものの、臨床現場ではまだまだ取り入れられていない（変わっていない）ケアや根拠など、多彩な内容を取り上げています。

1 三角筋への筋肉内注射に逆血確認は必ずしも必要ない

▶ 「解剖」と「注射の痛み」を考慮する

　筋肉内注射（筋注）時には血管内へ薬液が流入し、薬剤が効きすぎてしまうことを予防するために、穿刺後に注射器の内筒を引いて血液の逆流がないことを確認する技術が一般的でした。しかし、現在ではその方法が見直されています[1]。

　その理由は、三角筋の筋注に推奨されている部位は、**後上腕回旋動脈の走行から離れていること**[2]、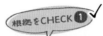**逆血確認をしないで注射をするほうが痛みが少ない**という知見があるからです[4]。

　ただ、臨床で殿部や三角筋への筋注時に、血液を吸引した経験があると回答した看護師もいることから[5]、筋注を実施する際には、注射部位の筋肉や神経、血管、骨といった**解剖学的構造（図1）を検討した**うえで、**注射部位を正しく選定**することがとても重要です。

（樋勝彩子）

根拠をCHECK ❶

後上腕回旋動脈は肩峰より約5cm下で、後方から前方へ走行している[3]。

図1　筋肉内注射を行う部位の解剖

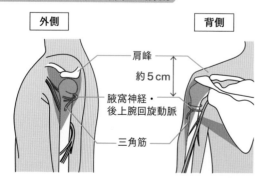

外側　　背側

肩峰
約5cm
腋窩神経・後上腕回旋動脈
三角筋

仲西康顕, 面川庄平, 河村健二, 他：ワクチンの筋肉注射手技の国内における問題点：末梢神経損傷および SIRVA について. 中部整災誌 2021；64：2. を参考に作成

文献
1 ）Kroger A, Bahta L, Hunter P. General Best Practice Guidelines for Immunization. Best Practices Guidance of the Advisory Committee on Immunization Practices (ACIP). Centers for Disease Control and Prevention, Atlanta, 2021；1-26.
2 ）Nakajima Y, Mukai K, Takaoka K, et al. Establishing a new appropriate intramuscular injection site in the deltoid muscle. *Hum Vaccin Immunother* 2017；13(9)：2123-2129.
3 ）仲西康顕, 面川庄平, 河村健二, 他：ワクチンの筋肉注射手技の国内における問題点：末梢神経損傷および SIRVA について. 中部整災誌 2021；64：1-9.
4 ）Sisson H. Aspirating during the intramuscular injection procedure：a systematic literature review. *J Clin Nurs* 2015；24(17-18)：2368-2375.
5 ）Thomas CM, Mraz M, Rajcan L. Blood Aspiration During IM Injection. *Clin Nurs Res* 2016；25(5)：549-559.

基礎

2 採血前に手を強く握り グーパーくり返す動作を してはならない

採血時の動作が検査データに影響する

　血管が確認できないとき、「手を握ったり開いたりしてください」と患者に声をかけて、血管の怒張を促したことがあると思います。このパンピング動作は**カリウム（K）値の上昇に影響を与える可能性があります**[1]。また、手を強く握る"クレンチング"という行為も、同じく影響を与える可能性があると報告されています[2]。❶

　血管が確認できない場合は、強く握りグーパーする動作を何度もくり返さず、❶末梢側から穿刺部位のほうに向けて軽くマッサージする、❷人さし指と中指で血管を数回軽く叩くことが推奨されています[1]（図1）。

　これまでの採血で、パンピングやクレンチングを採血者に促されて、採血前に自主的に行う患者もいますが、検査データに影響することを伝えてリラックスしてもらう必要があるでしょう[2]。

（西本　葵）

根拠をCHECK❶ ✓
これらの動作で筋肉細胞内からKが流出し、K値が上昇する[3]。

図1　血管が確認できないときの対応

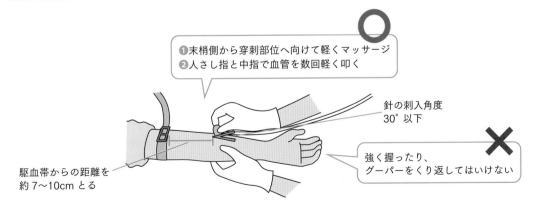

❶末梢側から穿刺部位へ向けて軽くマッサージ
❷人さし指と中指で血管を数回軽く叩く

針の刺入角度
30°以下

強く握ったり、
グーパーをくり返してはいけない

駆血帯からの距離を
約7〜10cmとる

文献
1）日本臨床検査標準協議会：標準採血法ガイドライン（GP4-A3）．日本臨床検査標準協議会，東京，2019．
2）清宮正徳：採血手技と検査値 駆血および採血手技が検査に与える影響．検査と技術 2020；48(3)：239-242.
3）日本臨床検査自動化学会会誌編集部：極端値・パニック値対応マニュアル「カリウムK；potassium」．日臨検自動化会誌 2005；30(suppl.1)：34-40.

基礎

3 採血時、採血管の採取順は方法によって変わる

先にとるべき採血管を考えて実施する

採血方法はさまざまですが、複数の採血管に採取する場合、**注射器採血とホルダー採血（真空採血）において、最初にとるべき採血管が異なります。**❶

1. 注射器採血

注射器採血では採取した血液を採血管に分注しますが、注入までの時間がかかることで血液が凝固し、正確な検査値が得られなくなる可能性があります。よって、凝固の影響が大きい検査項目ほどより早く分注する必要があり、**凝固検査用採血管から先に採取する**❷ことが推奨されています[1]。

2. ホルダー採血

ホルダー採血では凝固検査用採血管と血清用採血管のどちらを先にとるべきか、両者に利点・欠点があり議論されています（表1）。

例えば、穿刺時に手こずると1本目の採血管では**血管外の組織液を吸引してしまうことがありますが、これは血液凝固を促進させることになるので凝固検査用採血管では欠点となります**[1][2]。また、翼状針を用いたホルダー採血をすると**チューブ内の空気によるデッドスペースの影響で必要量の採血ができない可能性があります**が、凝固検査用採血管での許容範囲は規定量の±10％以内とされており、その点からも1本目に適していないといえます。

このような理由から凝固検査用採血管は2本目以降の採取が推奨されてきましたが、❸血清用採血管には多くの場合、凝固促進剤が添加されていることなどを理由に、むしろ1本目に凝固用採血管を採取するべきであるという議論もあります[1]。

確実なエビデンスが得られているものが少ないことから、どの採

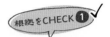

根拠をCHECK ❶

標準採血法ガイドライン
（GP4-A3）[1]

根拠をCHECK ❷

注射器採血で推奨されている順番は、凝固用→赤沈用→ヘパリン入り→EDTA入り（血算）→解糖阻害剤入り（血糖）→血清用[1]。

根拠をCHECK ❸

ホルダー採血で推奨されている順番は、血清用→凝固用→赤沈用（または凝固用→赤沈用→血清用）→ヘパリン入り→EDTA入り（血算）→解糖阻害剤入り（血糖）（検査項目に応じて適宜判断）[1]。

血管から先にとるべきなのか、**採血方法や検査内容と照らし合わせ**
て利点と欠点をよく吟味して実施するべきといえるでしょう。

（西本　葵）

表1　ホルダー採血の採取順による違い

1番目の採血	凝固検査用採血管	血清用採血管
利点	●凝固検査用採血管の採血量不足にならない（翼状針使用の場合は注意）	●組織液混入による凝固検査値への影響が少ない ●翼状針使用の場合、チューブ内の空気による凝固検査用採血管の採血量不足が生じない
欠点	●組織液混入により凝固検査値に影響する可能性がある（プロトロンビン時間〈PT〉、活性化部分トロンボプラスチン時間〈APTT〉を除く） ●採血管内のクエン酸ナトリウムのキャリーオーバー*によりNa偽高値の可能性がある	●凝固促進剤のキャリーオーバー*により凝固検査値に影響する可能性がある

＊前の採血管の添加物を含んだ血液が後の採血管に混入すること
日本臨床検査標準協議会（JCCLS）標準採血法検討委員会編：標準採血法ガイドライン（GP4-A3）．日本臨床検査標準協議会，
東京，2019：40．を参考に作成

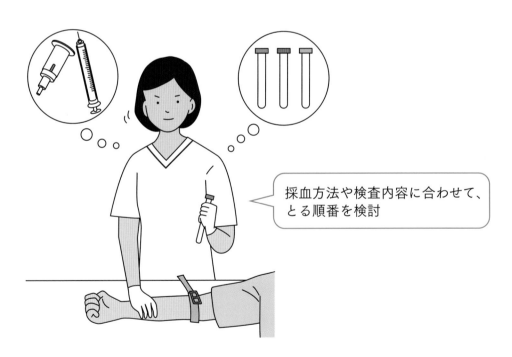

採血方法や検査内容に合わせて、
とる順番を検討

文献

1）日本臨床検査標準協議会（JCCLS）標準採血法検討委員会編：標準採血法ガイドライン（GP4-A3）．日本臨床検査標準協議会，
　　東京，2019．
2）清宮正徳：増刊号 採血のすべて Ⅲ 採血手技と検査値 駆血および採血手技が検査に与える影響．検査と技術 2020；48(3)：
　　239-242．

基礎

4 採血時に「くらっ」としたら迷走神経反射による失神を疑う

▶ 血圧低下と徐脈によって失神

採血時に、目の前が「くらっ」として倒れてしまうのは、血管迷走神経性失神の可能性があります。❶血管迷走神経性失神は状況失神、頸動脈洞症候群とともに神経調節性失神に分類されます。このタイプの失神は、自律神経反射が深く関与しており、**個々の受容器を介して延髄の孤束核が反射中枢となり、交感神経抑制による血管拡張と迷走神経反射による徐脈によって失神に至ります**（図1）[2]。

失神では、立位保持できなくなった際に転倒に注意する必要があり、採血中に血管迷走神経性失神を疑う症状が出現した場合には、採血をただちに中止し、仰臥位をとりバイタルサインを測定します。❷生命予後は良好で、治療は患者教育や生活指導が重要となります[4]。

（川原佳代）

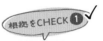
根拠をCHECK❶

採血時の血管迷走神経反射の発生率は 0.004％と報告され、採血管5本以上の使用と 15 分以上の待ち時間が発症の危険因子である可能性が示唆されている[1]。

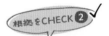
根拠をCHECK❷

発作直前に頭痛・複視、悪心・嘔吐、眼前暗黒感などの前駆症状が現れることが多く、長時間の立位姿勢、痛み刺激、不眠・疲労・恐怖などの精神的・肉体的ストレス、人混みや閉鎖空間などの環境要因が誘因となる[3]。

図1 神経調節性失神の機序

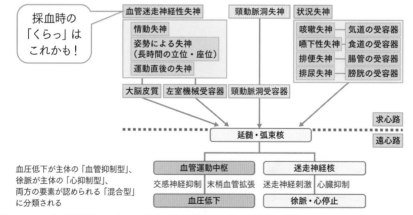

日本心臓財団ホームページ：不整脈 Question 26 神経調節性失神はどういう病気ですか.
https://www.jhf.or.jp/pro/hint/c3/hint026.html（2022.9.10. アクセス）より転載

文献

1 ）Yoshimoto A, Yasumoto A, Kamiichi Y, et al. Analysis of vasovagal syncope in the blood collection room in patients undergoing phlebotomy. *Sci Rep* 2020；10(1)：17933.
2 ）日本心臓財団ホームページ：不整脈 Question 26 神経調節性失神はどういう病気ですか.
https://www.jhf.or.jp/pro/hint/c3/hint026.html（2022.9.10. アクセス）
3 ）水牧功一：神経調節性失神：血管迷走神経性失神. 昭和医会誌 2011；71(6)：530-541.
4 ）水牧功一：神経調節性失神の治療はどうするのか. Heart View 2020；24(2)：150-156.

基礎

5 痛みや拘縮がなければ 麻痺側で血圧測定してよい

▶ 麻痺側・健側で測定値に差はみられない

片麻痺のある患者は患側に血行障害が生じている可能性があることから、これまで健側で血圧測定をすることが一般的なものとされてきました。しかし、バイタルサインズの測定は、**片麻痺のある患者で健側上肢と麻痺側上肢では血圧測定値に差がみられない**ことが示されていました[1]。さらに、片麻痺を有する脳卒中後患者に対する健側と麻痺側における上肢・下肢の血圧測定により、**上肢・下肢ともに健側と麻痺側に有意な差は認めなかった**との研究結果❶が示されました（表1）[2]。

片麻痺のある患者にとって健側はセルフケアの拡大や日常をより豊かに過ごすために必要であり、継続的なモニタリングを必要とする場面では、自発的な運動を制限することはできる限り避けなければなりません。これらの研究データが示す通り、麻痺側での血圧測定は健側と相違がないため、より対象に適した看護ケアが可能となることが期待できます。

麻痺側であっても正しい測定結果が得られることは明らかとなっていますが、**疼痛の有無や拘縮の程度などを総合的にアセスメントして、測定部位を選択**していくことが望まれます。

（亀田典宏）

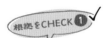

片麻痺のある脳卒中後患者では上肢・下肢において健側と麻痺側で収縮期・拡張期血圧の有意な差はみられなかった[2]。

表1 健側と麻痺側の血圧測定の比較

▶片麻痺を有する236人の脳卒中後患者に対して、左右の上肢・下肢の血圧を自動血圧測定装置を用いて3回測定し、その平均を最終値として使用した

（平均値±標準偏差）

	上肢		下肢	
	収縮期血圧	拡張期血圧	収縮期血圧	拡張期血圧
健側	135.1 ± 19.0	78.1 ± 10.4	143.7 ± 18.6	75.8 ± 11.1
麻痺側	134.8 ± 18.7	79.5 ± 11.3	143.6 ± 19.1	77.9 ± 17.7

Tao L, Tang M, Peng HP, et al. Is the blood pressure different between the paralyzed and unaffected arms or legs? *Blood Press Monit* 2020；25(5)：242-245.

文献

1）小林淳子，川西千恵美：片麻痺患者の麻痺側におけるバイタルサイン測定の可能性. JNI 2013；11：24-30.

2）Tao L, Tang M, Peng HP, et al. Is the blood pressure different between the paralyzed and unaffected arms or legs? *Blood Press Monit* 2020；25(5)：242-245.

6 | 車椅子移乗で患者を持ち上げない

看護職は腰痛のリスクが高い

　日常生活動作が自立していない患者を、ベッドから車椅子に移乗する、ベッドからポータブルトイレに移動する、などの援助は看護ケア場面でよくみられる行為です。患者の残存機能にもよりますが、多くの場合、看護師が患者を持ち上げて移乗や移動を行います。

　一方で、看護職を含む保健衛生業では腰痛の発生が多いとの報告があります[1]。そのため、厚生労働省は「職場における腰痛予防対策指針」[2]を策定し、腰痛予防のためにトランスファーボード（図1）やスライディングシートなどの福祉用具（リフト機器や補助具）を適切に使用することを推奨しています。

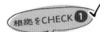

根拠をCHECK❶ ✓

職業性腰痛は保健衛生業（社会福祉施設、医療保健業）で発生が多い。人を扱っているときに大部分（83.5％）が発生し、特に、社会福祉施設ではベッドから車椅子への移乗の単独作業で一番多く発生していた[1]。

福祉用具を使うことで腰部負担を軽減

　患者の移乗に関しては、第4、第5腰椎間で生じる椎間板圧縮力を腰部への負担を示すパラメータとした研究で、**ボードやシートを使用した移乗動作は、ボードやシートを使用しない移乗動作より腰部負担を有意に軽減させる**という結果が出ています[3][4]。また、米国においても患者を持ち上げない方法が提唱されており[5]、安全に患者を移乗する方法が腰痛の発症リスクを軽減することが報告されています[6]。

　令和3年度の介護報酬改定では、6区分ある「職場環境等要件」の1つの「腰痛を含む心身の健康管理」に、「介護職員の身体負担軽減のための介護技術の習得支援、介護ロボットやリフト等の介護機器等導入及び研修等による腰痛対策の実施」が設けられました[7]。

腰痛予防が安全・安楽なケアにつながる

　看護職が、前屈や中腰[1]などの腰痛を生じやすい体勢で作業した

り、腰痛をがまんしながら看護を続けることは[2]、患者と看護師両者の安全と安楽を妨げることにつながります。患者の移乗援助時には、**患者の残存機能、介助の程度、介助への協力度をアセスメントし、❷ ボードやシートなどを適切に使用する**[2]、**複数人で行うなど、患者を持ち上げない移乗を行うことが必要**です。

（佐居由美）

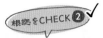

根拠をCHECK❷ ✓
看護を受ける対象者の状態が変化するたびに見直すこと[2]。

図1　トランスファーボードを用いた移乗

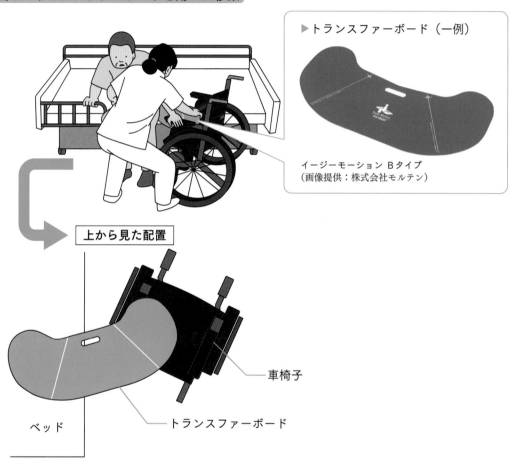

▶トランスファーボード（一例）

イージーモーション Bタイプ
（画像提供：株式会社モルテン）

上から見た配置

車椅子

ベッド　　トランスファーボード

文献

1）厚生労働省：職場における腰痛予防対策指針の改訂及びその普及に関する検討会報告書（参考1）．2013：3．
https://www.mhlw.go.jp/stf/houdou/2r98520000034et4-att/2r98520000034mu2_1.pdf（2022.6.10. アクセス）

2）厚生労働省：職場における腰痛予防対策指針（別添）．2013．
https://www.mhlw.go.jp/stf/houdou/2r98520000034et4-att/2r98520000034pjn_1.pdf（2022.6.10. アクセス）

3）勝平純司，冨田早基，原口辰也，他：移乗補助具の使用，種類，使用姿位の違いが移乗介助動作時の腰部負担に与える影響．人間工学 2010；46(2)：157-165．

4）森永雄，勝平純司，丸山仁司：移乗介助動作における腰部負担軽減方策 - 動作の工夫と補助器具使用の有効性 -．バイオメカニズム会誌 2012；36(2)：104-110．

5）The National Institute for Occupational Safety and Health (NIOSH)：Safe Patient Handling and Mobility (SPHM)．
https://www.cdc.gov/niosh/topics/safepatient/#Patient%20Handling%20Ergonomics（2022.9.10. アクセス）

6）Hinton, MV. Establishing a safe patient handling/minimal lift program. *Orthop Nurs* 2010；29(5)：325.

7）厚生労働省宮城労働局：「職場における腰痛予防対策指針」を参考に介護職員の腰痛対策に取り組みましょう．2021．
https://jsite.mhlw.go.jp/miyagi-roudoukyoku/content/contents/001004132.pdf（2022.9.10. アクセス）

7 気管内吸引は清潔な未滅菌手袋で行ってよい

滅菌手袋の必要性は示されていない

気管内吸引は患者に行われることの多い手技です。体内に吸引チューブを挿入することから、滅菌されたディスポーザブル手袋を装着した手で滅菌された吸引カテーテルを持ち、清潔操作にて吸引を行ってきました。

しかし、米国疾病管理予防センター（Centers for Disease Control and Prevention：CDC）のガイドライン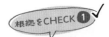では、痰などの気道内分泌物を吸引するときには、「清潔な未滅菌手袋より滅菌手袋を着用したほうがよい」という勧告はなく未解決問題[1][2]とされ、**滅菌手袋を着用する必要性のエビデンスが示されていません。**

そのため昨今は、吸引時に装着する手袋は、**使い捨ての清潔な（汚染のない）未滅菌手袋**とされています[3]。

根拠をCHECK ❶ ✓

CDC：医療関連肺炎予防のための CDC ガイドライン（2003）[1]

確実な清潔操作で行うことが重要

重要なことは、吸引前に、確実に手指衛生を実施することで、むやみに吸引チューブを汚染することなく、清潔に取り扱って吸引することです[4]。そして、手袋は1回使用したら廃棄しましょう[3]。

気管内吸引は患者にとって、大きな侵襲を伴う処置です ➡ p.11。未滅菌手袋の使用により吸引の手順は簡素化されます。より患者をいたわりつつ吸引を行っていきましょう。

（佐居由美）

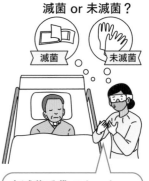

滅菌 or 未滅菌？

滅菌　未滅菌

未滅菌手袋でよい！
▶確実な手指衛生
▶清潔操作
▶手袋は1回使用したら廃棄

文献

1）Tablan OC, Anderson LJ, Besser R, et al. Guidelines for preventing health-care--associated pneumonia, 2003: recommendations of CDC and the Healthcare Infection Control Practices Advisory Committee. MMWR Recomm Rep 2004；53(RR-3)：1-36.

2）日本呼吸療法医学会 気管内吸引ガイドライン改訂ワーキンググループ：気管内吸引ガイドライン2013（成人で人工気道を有する患者のための）. 人工呼吸 2013；30(1)：83-90.

3）Damani N. Manual of Infection Prevention and Control (4th edition). Oxford University Press, Oxford, 2019：297.

4）Sherman JM, Davis S, Albamonte-Petrick S, et al. Care of the child with a chronic tracheostomy. This official statement of the American Thoracic Society was adopted by the ATS Board of Directors, July 1999. *Am J Respir Crit Care Med* 2000；161(1)：297-308.

基礎

8 気管内吸引で 吸引カテーテルは回転・上下の操作をしない

吸引カテーテルの回転・上下操作に根拠はない

　気管内に吸引カテーテルを挿入した際には、カテーテルが気管粘膜に接触することによる物理的な刺激をできるだけ避け[1]、患者をいたわった操作が必要です。

　吸引中には、気管内に貯留した痰をまんべんなく除去することを目的に、カテーテルをくるくると回転させたり、気管内でカテーテルを入れたり引いたり上下に操作することがあります。しかし、このような操作によって吸引量が増えるというエビデンスはないとされています[1]。カテーテルを回すことで効果的に痰が吸引できると判断される場合は、回しながら行うことも可能ですが、**上下操作は気管壁を損傷する可能性**[1]があるため、避けることが望ましいです。また、閉鎖式吸引の場合、回転させることでスリーブの破損につながることがあるため、注意が必要です。

　米国呼吸療法学会（AARC）の気管内吸引のガイドライン[2] 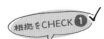には、気管粘膜への外傷を防ぐために、カテーテルを浅く挿入する吸引が推奨され、**深い吸引は浅い吸引よりもすぐれたメリットを示さず、より多くの有害事象に関連している可能性がある**と記載されています。

　気管内吸引は、吸引カテーテルの挿入操作による物理的刺激など患者への侵襲が高い手技です。加湿などによる痰の粘稠度低下、体位ドレナージなどのケアを併用し、吸引カテーテルの気管内挿入をできるだけ短時間とした、効果的な吸引方法を行うことが重要となります。

（佐居由美）

根拠をCHECK 1 ✓

AARC：臨床診療ガイドライン（2010）[2]

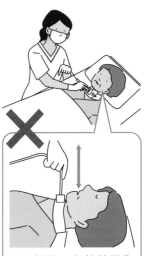

上下操作は気管壁損傷のリスクがある！

文献
1）日本呼吸療法医学会 気管内吸引ガイドライン改訂ワーキンググループ：気管内吸引ガイドライン 2013（成人で人工気道を有する患者のための）．人工呼吸 2013；30(1)：86, 89.
2）American Association for Respiratory Care. AARC Clinical Practice Guidelines. Endotracheal Suctioning of Mechanically Ventilated Patients With Artificial Airways 2010. *Respir Care* 2010；55(6)：759.

基礎

9 口腔ケアで無理やり舌苔を全部とってはいけない

舌苔すべてが汚染物とは限らない

舌苔❶とは、舌表面の粘膜に分布している糸状乳頭（凸凹した乳頭）が増殖、肥厚し、そこに上皮の脱落細胞や細菌、食物残渣などの沈着物が付着した状態のことで、舌の違和感や口臭を生じるといわれています[1]。

制限なく食物を経口摂取する健常人では、食物との摩擦や唾液による洗浄作用がはたらき、ある程度嚥下されますが、経口摂取が制限され唾液分泌量が低下するとそうはいきません。糸状乳頭が延長し、剥離もしくは剥離しかけた粘膜上皮が舌表面に溜まった状態となり、それらのすき間に上述した細菌などが溜まるため舌苔が厚く見えます。

しかし、この**白く厚く付着して見える舌苔すべてが汚染物ではないため、無理に全部とろうとする口腔ケアは行うべきではありません**。粘膜から遊離している細菌などを含む剥離上皮はとるべきですが、延長した糸状乳頭は舌粘膜の一部 であり、無理に取り除こうとすると舌粘膜を損傷してしまいます[2]。

舌苔を除去する際は、まず口腔保湿剤などを用いて十分に軟化させてから、ソフトなブラシやスポンジでやさしく取り除き回収するようにしましょう[3]。

（西本　葵）

根拠をCHECK❶ ✓

舌苔とは、糸状乳頭に剥離上皮や沈着物が溜まった状態。

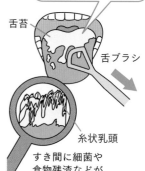

舌苔が目立つときは、ソフトな舌ブラシなどでやさしく取り除く

舌苔

舌ブラシ

糸状乳頭

すき間に細菌や食物残渣などが溜まる

文献
1）日本口腔・咽頭科学会監修：口腔咽頭の臨床 第3版. 医学書院, 東京, 2015：36.
2）岸本裕充：口腔ケア・オーラルマネジメントによるバイオフィルム対策. 日外感染症誌 2014；11(6)：649-658.
3）斎藤しのぶ, 阪口英夫：歯科衛生士が行う"人生の最終段階"における口腔衛生管理（第6回）舌苔・剥離上皮膜の除去方法と口腔ケア用品の選択. デンタルハイジーン 2019；39(12)：1310-1315.

10 生活行動の促しと環境整備で離床が進む

　入院患者は、安静が必要とされない病状であっても、ベッドで横になって過ごす時間が多くなるため、いかにして患者の離床を促すかが重要です。

歩行は早期離床の1つにすぎない

　手術を受けた患者に対しては、早期離床のために「廊下を○周」など歩行を促すことが一般的です。しかし、術後患者の離床の状況を観察した研究[1]から、離床は食事、排泄、社交などの生活行動（表1）を通して行われ、歩行は離床の1つの行動にすぎないことがわかりました。また、起きて過ごすための道具（本、パズル、書きものなど）があること、ベッド以外の場所（ベッドサイドや廊下の椅子、ラウンジなど）があることなど、療養環境の整備状況が離床に影響する可能性がみえてきました。

生活を軸にした離床が回復につながる

　そこで筆者は、消化管術後患者に対し、「歩行を促す場合」と「生活行動を促す場合」とで、術後の離床や回復に違いがあるのかを比較しました[2]。

表1　離床してとった行動

●食事を摂る	●意識して歩行する
●トイレで排泄をする	●体重測定・検査に行く
●身だしなみを整える	●売店に買い物に行く
●テレビ・ラジオを見聞きする	●ランドリー室で洗濯をする
●新聞・書籍を読む	●趣味活動をする
●面会者・同室者と交流する	●椅子に座り休む

加藤木真史：大腸術後患者の早期 -Enhanced Recovery After Surgery プロトコール適用患者の参加観察から -. 日看技会誌 2013；12(1)：100. を参考に作成

「生活行動を促す場合」では、療養生活のなかで段階的に離床が進むことを明示したポスター（図1）を使用し、毎日の離床目標を「トイレで排泄する」「椅子で食事をする」などの内容に設定しました。また、術後に取り組めるもの（本、パズル、書きものなど）の用意を術前外来のときにお願いし、術後はベッド以外の場所（病室の椅子、ラウンジなどのスペース）で過ごすことも推奨しました。

その結果、「**歩行を促す場合**」に比べて「**生活行動を促す場合**」では、**患者が離床してとる生活行動の種類が多くなり、患者の心身の回復も促される** ❶ということが明らかになりました。つまり、患者の離床のためには「生活行動の促しと離床のための環境整備」が有効といえます。

（加藤木真史）

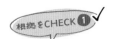

根拠をCHECK ❶

「生活行動を促す場合」では、術後の酸素投与時間が短く、患者の主観的な回復感が高かった。また、退院日（退院基準を満たすまでの日数）も有意に短かった[2]。

図1　手術後の離床ステップを示すポスターの内容

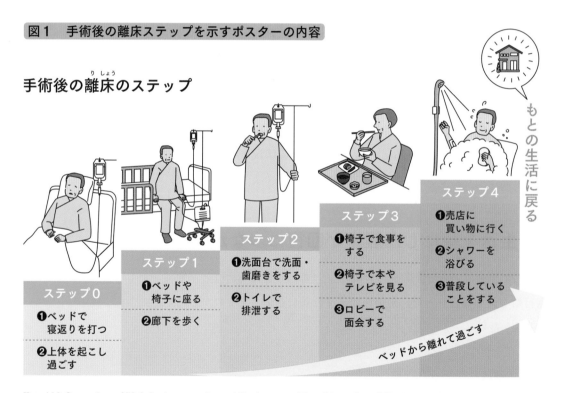

Katogi M. Comparison of life-behavior-promoting mobilization care with walking-only mobilization care in post-gastrointestinal surgery patients：A quasi-experimental study．*Jpn J Nurs Sci* 2020；17(4)：e12348.

文献

1 ）加藤木真史：大腸術後患者の早期離床 -Enhanced Recovery After Surgery プロトコール適用患者の参加観察から -．日看技会誌 2013；12(1)：95-102.
2 ）Katogi M. Comparison of life-behavior-promoting mobilization care with walking-only mobilization care in post-gastrointestinal surgery patients: A quasi-experimental study．*Jpn J Nurs Sci* 2020；17(4)：e12348.

基礎

11 間欠的導尿は滅菌手袋を装着しなくてよい

尿を溜めないほうが感染予防には重要

　導尿には持続的にカテーテルを膀胱内に留置する方法と、間欠的にカテーテルを挿入する方法があります。膀胱留置カテーテルの挿入時には、滅菌手袋を装着して無菌操作で実施しますが、慢性的に1日複数回の導尿を実施するような場合は、未滅菌の清潔操作で実施が可能といわれています[1]。

　定期的に導尿を必要とする患者の場合、1日に何度も無菌操作で導尿をすることはコストもかかりますし、その手技も複雑になります。1970年代から、定期的に導尿が必要な患者にとっては、無菌操作を厳密に行うことよりも、膀胱の過伸展が生じる前に膀胱に貯留している尿を排出させることのほうが尿路感染予防には重要である[2]といわれており、CDCのガイドライン❶でも、**慢性的に導尿を必要とする患者にとって、未滅菌のカテーテル挿入技術は無菌操作に代わる実用的な代替手段である**と説明しています[3]。

　なお、カテーテル挿入の際には、直前に手指衛生を行うことは欠かせません。実施時には流水での手洗い、またはアルコール消毒薬での手指消毒を十分に行うようにしましょう。

（樋勝彩子）

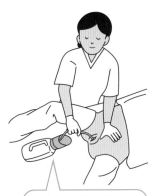

▶滅菌手袋は着用しない
▶実施直前に手指衛生を徹底する

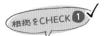

CDC：カテーテル関連尿路感染の予防のためのガイドライン（2009）[3]

文献
1）山西友典，石塚満，布施美樹，他：【主なカテーテル管理】06 清潔間欠導尿（CIC）．Uro-Lo 2019；24(4)：423-432．
2）Lapides J, Diokno AC, Silber SJ, et al. Clean, intermittent self-catheterization in the treatment of urinary tract disease. *J Urol* 1972；107(3)：458-461．
3）Gould CV, Umscheid CA, Agarwal RK, et al. Guideline for prevention of catheter-associated urinary tract infections 2009. *Infect Control Hosp Epidemiol* 2010；31(4)：1-61．

12 基礎 グリセリン浣腸時、カテーテル挿入の長さは5cm以下で実施する

立位によって直腸穿孔が起こりやすい

グリセリン浣腸は、排便を促すために実施される看護ケアの1つです→p.18。入院中の患者にも多く用いられますが、直腸損傷など重篤な有害事象が多く報告されており[1]～[3]、慎重に行うことが求められます。特に、直腸穿孔が立位での実施により発生していることから、2006年、日本看護協会は**立位でグリセリン浣腸を実施しないように**各施設に注意喚起しています[4]。

グリセリン浣腸液を注入するカテーテルを挿入すると、**肛門から6～7cmで直腸前壁にぶつかる❶**ため、**7cm以上挿入すると粘膜損傷や穿孔を起こす危険性が大きくなります**（図1）。さらに、立位での挿入は臥位より肛門が緊張し挿入しにくい❷ため、カテーテルを無理に押し込んで粘膜を傷つけてしまうことが、以前より指摘されています[4]。

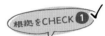

根拠をCHECK❶

解剖上、肛門から6～7cmの位置に直腸前壁がある。

直腸前壁

ここに損傷を起こしやすい

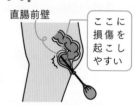

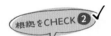

根拠をCHECK❷

立位では肛門が緊張し、腹圧もかかるため、カテーテルが挿入しづらい。

解剖学的に考える安全な長さとは

1. 左側臥位による研究

グリセリン浣腸時の安全なカテーテル挿入の長さを検討するため、春日ら[5]は、下部消化管造影による画像を用いて、浣腸施行時の体位である左側臥位での成人生体37例で、肛門縁から直腸前壁までの長さを調査しました。その結果、肛門管直上部から直腸前壁までの長さの平均値は 4.8 ± 1.2（M±SD）cmで、最小値は2.9cmでした。この最小値に、肛門縁から肛門管直上部までにあたる解剖学的肛門管の長さ2.5～3.0cmを加味し、カテーテル挿入時に直腸前壁に損傷を与えない安全な挿入の長さは「5.0cm以下」❸であると報告しています。

根拠をCHECK❸

肛門縁から直腸前壁までの長さ＝最小でも2.9＋2.5cm＝5.4cm。

2. 文献検討による研究

　武田も、文献検討や直腸粘膜の構造から5cm以上は挿入すべきでない[6]との結論に至ったとしており、グリセリン浣腸時に挿入するカテーテルの長さは、**肛門管を超える4cm以上で5cm以下が適切**と考えられています[7]。

直腸粘膜の損傷により 腎不全のリスクもある

　グリセリン浣腸時の直腸粘膜損傷によって**溶血に伴う腎不全**[8]を**発症する**ことが報告されています。患者にとって苦痛である便秘を解消するためのグリセリン浣腸によって、患者に新たな身体的侵襲が発生しないよう、患者の観察を十分に行いつつ適切な手順で実施する必要があります。

（佐居由美）

図1　解剖的にみたグリセリン浣腸

▶肛門管の長さはおおよそ5cm程度あり、浣腸液がとどまりやすいと考えられる

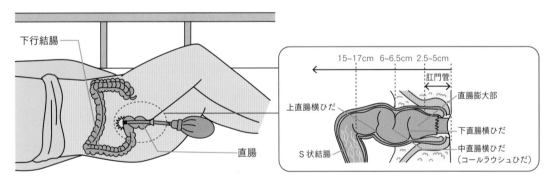

文献
1）大川尚臣，古田斗志也，金川泰一朗，他：保存的に軽快したグリセリン浣腸による直腸穿孔の2例．日臨外会誌 2017；78(5)：1041-1049．
2）日本医療機能評価機構：医療安全情報 No.157 2019年12月 立位でのグリセリン浣腸による直腸損傷．2019．https://www.med-safe.jp/pdf/med-safe_157.pdf（2022.9.10. アクセス）
3）栗田愛，佐藤好恵，篠崎惠美子，他：グリセリン浣腸による損傷部位や有害事象についての文献検討．日看技会誌 2010；9(2)：57-73．
4）神奈川県看護協会 医療安全対策課：患者安全警報 No.6 安全なグリセリン浣腸の実施について．2006．https://www.kana-kango.or.jp/uploads/media/2021/03/20210325154448.6.pdf（2022.9.10. アクセス）
5）春田佳代，山幡朗子，篠田かおる，他：安全な浣腸カテーテル挿入の長さ-成人下部消化管造影画像を用いての検討-．日看研会誌 2011；34(5)：71-75．
6）武田利明：看護の現場を科学する-裏づけられた看護は患者を支える-．日腎不全看会誌 2018；20(1)：10-17．
7）日本看護技術学会技術研究成果検討委員会浣腸（GE）グループ：グリセリン浣腸 Q&A 改訂版 Ver.1.0. 2020；22-30．https://jsnas.jp/system/data/20200403114455_a45v0.pdf（2022.9.10. アクセス）
8）大東雄一郎，大槻憲一，薮内裕也，他：グリセリン浣腸による直腸損傷から溶血性腎不全を発症した1例．日臨外会誌 2016；77(5)：1171-1176．

基礎

13 グリセリン浣腸後、患者はがまんしなくてよい

グリセリン浣腸の作用は即効性

　排便が定期的にあることは、日常生活を快適に過ごすために重要な要素です。排便が数日間ない便秘状態の場合、グリセリン浣腸が実施されることがあります。日常的に行われることの多いグリセリン浣腸ですが、有害事象が多く報告[1]されており ➊ → p.16、十分にアセスメントしながら適切な手順を踏むことが必要です。

　グリセリン浣腸の実施時には、「グリセリン浣腸液を注入後はしばらくがまんする」という手順があり、十分に薬液が浸透し、便が軟化・膨張して腸蠕動が活発になるまでの通常の所要時間として、3〜10分後に排便してもらう[2]と看護の教科書に書かれています。

　一方で、武田ら[3]のウサギ3匹を用いた基礎調査では、グリセリン浣腸液を投与後、排便が断続的に持続したという結果が得られ、その所要時間は16秒〜1分20秒でした。また、鶴見[4]の実験でもグリセリン浣腸の作用の即効性が報告されています。

　これらの結果から、**グリセリン浣腸液の注入により便意が起こったら、排便をがまんしてもらうことの根拠は明確でない**と考えられています[5]。

　多くの患者はグリセリン浣腸液注入後に便意を訴えます。便意を感じながらも、がまんを強いられることは患者にとって耐えがたい体験です。入院生活における患者の苦痛を少しでも少なくできるよう、患者にとってよりよい看護ケアを考えていきましょう。

（佐居由美）

根拠をCHECK ➊

血色素尿・溶血、下血・出血など[1]。肛門や直腸壁の損傷だけでなく、それにより腹膜炎や溶血など重篤な有害事象にもつながる[5]。

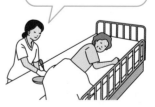

便意をがまんしなくていいですよ

文献
1）栗田愛，佐藤好恵，篠崎惠美子，他：グリセリン浣腸による損傷部位や有害事象についての文献検討．日看技会誌 2010；9(2)：67-73.
2）任和子著者代表：系統看護学講座 専門分野Ⅰ 基礎看護学③ 基礎看護技術Ⅱ 第17版．医学書院，東京，2017：85.
3）武田利明，及川正広，小山奈都子：グリセリン浣腸の作用に関する実証的研究．岩手大看紀 2010；12：95-100.
4）鶴見介登：グリセリン浣腸液の薬効評価法の検討ならびに同液二社製品の同等性試験．名古屋経済大学・市邨学園短期大学自然科学研究会誌 1997；31(2)：65-72.
5）日本看護技術学会技術研究成果検討委員会浣腸（GE）グループ：グリセリン浣腸 Q&A 改訂版 Ver.1.0. 2020：30.
　　https://jsnas.jp/system/data/20200403114455_a45v0.pdf（2022.9.10. アクセス）

基礎 14 看護師のインシデント（アクシデント）は2年目ごろから増える

▶ 2〜3年目のプリセプター看護師への支援が重要

インシデント報告❶の当事者の職種は8割弱が看護師であり、その経験年数は1年未満が約2割、1年以上が約1割を占め、経験年数が増えるにつれ減少傾向がみられます。一方、アクシデント（医療事故）報告❶では、当事者の職種は医師が最も多く、次いで看護師が約4割を占めており、また**経験年数が1年未満の看護師より2、3年目の看護師のほうが報告数が多い結果となっています**[1]。

2010年に新人看護職員の卒後臨床研修が努力義務化され、2014年に改定されたガイドライン[2]❷においても経験年数1年未満の新人看護師に対して、医療安全の視点からの教育やサポート体制を整備する重要性が示されています。「1年未満の看護師によるインシデント報告が多い」というデータは、新人看護師は周囲のサポートが手厚いゆえに、いわゆる「ヒヤリ・ハット」の段階で事故防止が可能となっていると考えることができるかもしれません。

一方、2年目以降の看護師がアクシデントの当事者となりやすいことからは、**プリセプターからのフォローやサポートが減り、自立度を高めながら後輩の指導も行うようになる2年目以降の看護師に対し、支援体制を整備することが、医療安全において不可欠**と考えられます。2〜3年目のプリセプター看護師は、プリセプター役割に十分な自信をもてないまま指導を行っていることを示した報告[3]❸もあり、2〜3年目の看護師への支援の必要性が示唆されています。

（岩田多加子）

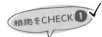

根拠をCHECK ❶

日本医療機能評価機構：医療事故情報収集等事業 集計表（2020年年報分）[1]

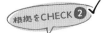

根拠をCHECK ❷

厚生労働省：新人看護職員研修ガイドライン改訂版（2014）[2]

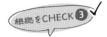

根拠をCHECK ❸

臨床経験2〜3年目のプリセプター看護師は、経験年数の高いプリセプター看護師と比較して、「役割有能感」が有意に低い[3]。

文献
1）公益財団法人日本医療機能評価機構 医療事故情報収集等事業 集計表 2020年1月-12月（2020年年報分）.
https://www.med-safe.jp/contents/report/html/nennzi/2020/index.html（2022.9.10.アクセス）
2）厚生労働省：新人看護職員研修ガイドライン（改訂版）. 2014.
https://www.nurse.or.jp/nursing/education/shinjin/pdf/kentokai-betu-0714.pdf（2022.9.10.アクセス）
3）佐藤佳子, 米澤弘恵, 石綿啓子, 他：プリセプター看護師における役割受容の臨床経験年数別の比較. 獨協医大看紀 2010;4:89-100.

基礎

15 入職3年目ごろの看護師は疲労感を感じている

３年目看護師は情緒的に消耗しやすい

バーンアウト（燃え尽き症候群）は、慢性的な仕事のストレスにさらされた結果生じる「極度の身体的疲労と感情の枯渇を示す症候群」と定義され、表1の3つの症状を示します。対人援助職である看護師はバーンアウトに陥りやすく[1]❶、また看護師経験5年目までの横断調査において、**3年目看護師のバーンアウトにおける脱人格化得点の高さが指摘されており**[2]、**3年目看護師がより情緒的に消耗しやすい状況に置かれている**ことが推測されます。

バーンアウトを引き起こす個人要因としては仕事熱心、若年齢、経験年数の少なさ、役割葛藤、自律性の喪失などが、環境要因としては長時間勤務、厳しいノルマ、慢性的疲労、ワークライフバランスの乱れなどによる過重負荷などが挙げられます。対人援助職が、道徳的苦悩や役割のあいまいさなどから生じる「役割ストレス」が大きく、問題を抱え込み孤立しやすいことも、看護師のバーンアウトのリスク要因とされています。新人から一人前への移行期にある3年目看護師は、さまざまな役割を模索するなかで、これらのストレスにさらされ、バーンアウトに陥りやすいことが示唆されています。

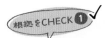

根拠をCHECK ❶

日本の看護師の55.8％がバーンアウト状態とされ、欧米より高値である[1]。

上司の助言や支援、認知行動療法などが有用

看護師のバーンアウト対策については、特に経験の浅いスタッフへの上司の助言や支援の有用性❷が示されています[2]。厚生労働省は「第13次労働災害防止計画」（2018年）における重点施策の1つに「職場のメンタルヘルス対策の推進」を挙げ、職場のメンタルヘルスケアは「セルフケア」「ラインによるケア」「事業場内産業保健スタッフなどによるケア」「事業所外資源によるケア」の「4つのケア」が継続的かつ計画的に行われることの重要性を強調しています[3]。

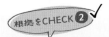

根拠をCHECK ❷

「脱人格化」が上司のサポートと負の相関を示したと報告された[2]。

　看護師のバーンアウト対策においても、この「４つのケア」を基本とした、職場環境調整が必要と考えられます（表2）。特に経験の浅いスタッフに対して、「上司の助言や支援」の有用性を示した研究もあり[2]、これは「ラインによるケア」の効果を示したものといえます。介入研究としては、ネガティブな自動思考に対する、認知対処スキルの習得、リラクゼーショントレーニングなど認知行動療法的アプローチ[2]や、マインドフルネスプログラム[4]の有効性が示され、注目されています。

（岩田多加子）

表1　バーンアウト（燃え尽き症候群）の3つの症状

❶情緒的消耗感	▶疲れ果て、もう働くことができないという気持ち ▶「業務の多忙さ」「人間関係での悩み」などが複合的に重なり消耗してしまう
❷脱人格化	▶情緒的消耗感が生じると、それ以上の消耗を防ぐための防衛反応として生じる反応 ▶「他者に対する冷淡な態度」「露骨なほどイライラした態度」 ▶「他者への攻撃的な言動」「他者への無関心」
❸個人的達成感の低下	▶「情緒的消耗感」や「脱人格化」によりケアの質が低下した結果、成果や達成感が得られず、やりがいや自信を喪失する、ミスなど業務への支障や休職・離職につながるなど、悪循環になる恐れがある

表2　看護師に対する職場における4つのメンタルヘルスケア

1　セルフケア 個々の看護師がメンタルヘルスに対するセルフケアを行えるように支援する	▶ストレスやメンタルヘルスに対する正しい理解 ▶ストレスチェックなどを活用したストレスへの気づき ▶ストレスへの対処
2　ラインによるケア 管理者による職場環境調整、不調の早期発見、対処を行う	▶職場環境などの把握と改善 ▶看護管理者による相談対応 ▶ラインによるケアに関する教育研修、情報提供
3　事業場内産業保健スタッフなどによるケア ラインによるケアによって、メンタルヘルスの専門家の支援を要すると判断された場合	▶リエゾンナース、産業医、産業保健師、臨床心理士などによるケア（面談、復職支援） ▶具体的なメンタルヘルスケアの実施に関する企画立案 ▶事業場外資源（主治医など）との連携 ▶ラインによるケアについての相談、支援（間接的支援）
4　事業場外資源によるケア	▶事業場外の治療の場、資源、サービスの活用 ▶事業場内資源との連携

厚生労働省労働基準局安全衛生部労働衛生課：職場における心の健康づくり - 労働者の心の健康の保持増進のための指針 -. 平成27年11月30日改正.
https://www.mhlw.go.jp/stf/seisakunitsuite/bunya/0000055195_00002.html（2022.9.10. アクセス）を参考に作成

文献

1 ）伊豆上智子：病院ケアに関する看護師レポートの6か国比較. 看護研究 2007；40(7)：575-586.
2 ）Ohue T, Moriyama M, Nakaya T. Examination of a cognitive model of stress, burnout, and intention to resign for Japanese nurses. *Jpn J Nurs Sci* 2011；8(1)：76-86.
3 ）厚生労働省労働基準局安全衛生部労働衛生課：職場における心の健康づくり - 労働者の心の健康の保持増進のための指針 -. 平成27年11月30日改正. https://www.mhlw.go.jp/stf/seisakunitsuite/bunya/0000055195_00002.html（2022.9.10. アクセス）
4 ）Tamura N, Park S, Sato Y, et al. Study protocol for evaluating the efficacy of Mindfulness for Health Professionals Building Resilience and Compassion program: a randomized, waiting-list controlled trial. *J Psychosoc Oncol Res Pract* 2020；2(2)：e22.

基礎

16 医療者の **SNS** を利用した情報発信は禁止と明示されている

個人情報の漏えいは法律違反

看護師は保健師助産師看護師法[1] 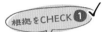のもと、**業務上知りえた個人情報を漏えいしてはなりません**。また看護者の倫理綱領には「看護者は個人情報の保護に努めるとともに、これを共有する場合は適切な判断のもとに行う」[2]と記されています。

現在ではTwitterやFacebook、LINEなどインターネットを通じた社会的な交流サービス（social networking service：SNS）を日常的に使用されていると思いますが、ネットワークに投稿されるメッセージは瞬時に拡散する特徴があり、たとえ閲覧する人を限定した閉鎖型SNSでも情報を拡散する方法はあるため、安心してはいけないと注意されています[3]。医療関連の個人情報が漏えいすることでプライバシーの侵害により患者・家族の不利益になり、医療機関にとっては不信感や問い合わせへの対応などにつながり、多くの被害に拡大します。❷

有名人を病院で見かけたことをSNSで投稿したり、病院で患者が写っている写真を投稿することにより、プライバシー権侵害や肖像権侵害などが成立する可能性もあります。医療機関や介護機関の医療者、職員が職務上知り得た情報を、SNSで漏えいすることを禁止とする規則を設けていることがほとんどです。SNSだけでなく、学生の立場として友人間で話す、就業先で知ったことを家族に話すことも禁止ととらえてよいでしょう。患者が安心して医療を受けられるよう、情報の漏えいに留意することが必要です。

（逢阪美里）

根拠をCHECK ❶

「正当な理由がなく業務上知りえた人の秘密を漏らしてはならない。保健師、看護師又は准看護師でなくなった後においても、同様とする」[1]と法律で定められている。

根拠をCHECK ❷

患者の情報を匿名にしたとしても、投稿内容から医療機関や投稿者、患者が特定される例や、匿名アカウントで投稿していた場合でも、プロバイダ責任制限法のもと、開示請求手続きで投稿者を特定できるという例も挙げられている[3]。

SNSに投稿はもちろん、友人・家族に話すことも禁止！

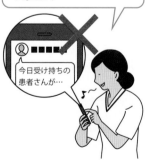

今日受け持ちの患者さんが…

文献

1）保健師助産師看護師法（昭和23年7月30日），法律第203号．
　　https://www.mhlw.go.jp/web/t_doc?dataId=80078000&dataType=0&pageNo=1（2022.9.10. アクセス）
2）日本看護協会：看護職の倫理綱領．2021．https://www.nurse.or.jp/home/publication/pdf/rinri/code_of_ethics.pdf（2022.9.10. アクセス）
3）清水陽平：メディカの専門誌スペシャル合同企画 ちょっと待って！Line・Twitter・Facebook…患者情報漏れていない？ナースが知っておくべきSNSトラブル予防法．Nursing BUSINESS 2017;11(3)：243-252.

Part 2

外科

外科領域では、患者さんの術後回復を促進させるためのさまざまなエビデンスが提唱されています。術後回復を促進させるための数々の工夫を総称して "術後回復促進策" といい、2005 年に北欧で発案された ERAS プロトコルが最もよく知られています。その後も、世界中で多くの術後回復促進策が研究・実践され、今日に至っています。

術後回復促進策を実践するためには、多職種が連携しながら周術期管理を行うことが不可欠であり、看護師はチームの一員として最新知識を身につける必要があります。Part 2 では外科看護にまつわる幅広い知識をアップデートできるよう、最新のエビデンスに基づく看護ケアをまとめています。

1 術前に嚥下機能を評価して術後の回復につなげる

術前の嚥下機能評価のスクリーニングとアセスメントは、**術後の嚥下機能と食形態の確認、早期経口摂取が達成可能か否かの予測、また手術や麻酔の影響により嚥下機能が変化したかを判断する際に重要**です。

Macht ら[1]は、ICU における嚥下障害（ICU-Acquired Swallowing Disorders）を提唱し、その原因を、挿管チューブによる口腔・咽頭・喉頭の外傷など6つのメカニズムで説明しています。

人工呼吸器装着の有無だけでなく、術後の環境の変化や疼痛などでせん妄を起こす患者もいることでしょう。その際に、高齢などでもともと嚥下機能が悪かった患者は、食事が進まなくなりさらに栄養状態が悪くなったり、誤嚥性肺炎を引き起こしたりする可能性もあります。

術前の嚥下機能をツールで評価する

もとの嚥下機能を評価するために EAT-10（Eating Assessment Tool-10、表1）[2][3]や聖隷式嚥下質問紙（表2）[4]などのスクリーニングテストがあります。

EAT-10 は米国で開発された質問紙ですが、10 項目の質問に対して自覚症状を確認し、3点以上で嚥下障害を疑います。

また、聖隷式嚥下質問紙は日本で開発されたスクリーニングの質問紙で、15 項目の質問に対して、患者または家族に質問します。質問紙によるスクリーニングは、詳細な障害を発見できるわけではありませんが、簡易的に時間をかけずに実施できます。

高齢者など嚥下障害を抱える患者は注意

嚥下障害の可能性がある患者は、術前から介入すべきか、または術後に特に注意すべきか、などを多職種で判断することが必要です。

元気な高齢者が増えている現状もありますが、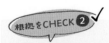入院している患

根拠をCHECK ❶

6つのメカニズム[1]
①挿管チューブによる口腔・咽頭・喉頭蓋の外傷
②神経筋障害による筋力低下
③口腔・咽頭・喉頭の感覚障害
④意識感覚の低下
⑤胃食道逆流
⑥人工呼吸と嚥下の協調不全

根拠をCHECK ❷

総務省の発表では、
・総人口に占める 65 歳以上の割合は 29.1 %（過去最高）[6]
・65 歳以上の就業率は 25.1 %（9 年連続上昇）[7]

者の約75％は65歳以上の患者です[5]。高齢者の栄養評価と術後の関連に関する研究なども多くなされてきています。

　術前には、患者の摂食・嚥下の評価を行い、術後の回復につなげていきましょう。

（井上昌子）

表1　EAT-10日本語版の内容

方法	嚥下時の症状や体重減少などに関する10項目の質問で構成され、各項目について5段階で回答する
評価基準	合計点数が3点以上であれば、摂食嚥下障害が疑われる

各項目の点数は0点（問題なし）〜4点（ひどく問題）

項目
1．飲み込みの問題が原因で体重が減少した
2．飲み込みの問題が外食に行くための障害になっている
3．液体を飲み込むときに、余分な努力が必要だ
4．固形物を飲み込むときに、余分な努力が必要だ
5．錠剤を飲み込むときに、余分な努力が必要だ
6．飲み込むことが苦痛だ
7．食べる喜びが飲み込みによって影響を受けている
8．飲み込むときに食べ物が喉に引っ掛かる
9．食べるときに咳が出る
10．飲み込むことはストレスが多い

Belafsky PC, Mouadeb DA, Rees CJ, et al. Validity and reliability of the Eating Assessment Tool (EAT-10). *Ann Otol Rhinol Laryngol* 2008；117(12)：919-924.

表2　聖隷式嚥下質問紙の内容

方法	15の質問項目から構成され、各項目について3段階で回答する
評価基準	A〜Cの選択肢のうち、「A」の回答が1つでもあれば嚥下障害の存在を疑う

各項目の選択肢はA（重い症状）、B（軽い症状）、C（症状なし）の3つ

項目
1．肺炎と診断されたことがありますか？
2．やせてきましたか？
3．物が飲みにくいと感じることがありますか？
4．食事中にむせることがありますか？
5．お茶を飲むときにむせることがありますか？
6．食事中や食後、それ以外のときにのどがゴロゴロ（痰が絡んだ感じ）することがありますか？
7．のどに食べ物が残る感じがすることがありますか？
8．食べるのが遅くなりましたか？
9．硬いものが食べにくくなりましたか？
10．口から食べ物がこぼれることがありますか？
11．口の中に食べ物が残ることがありますか？
12．食物や酸っぱい液が胃からのどに戻ってくることがありますか？
13．胸に食べ物が残ったり、つまった感じがすることがありますか？
14．夜、咳で眠れなかったり目覚めることがありますか？
15．声がかすれてきましたか？（ガラガラ声、かすれ声など）

大熊るり，藤島一郎，小島千枝子，他：摂食・嚥下障害スクリーニングのための質問紙の開発. 日摂食嚥下リハ会誌 2002；6：4. より一部抜粋のうえ転載

文献

1）Macht M, Wimbish T, Bodine C, et al. ICU-acquired swallowing disorders. *Crit Care Med* 2013；41(10)：2396-2405.
2）Belafsky PC, Mouadeb DA, Rees CJ, et al. Validity and reliability of the Eating Assessment Tool (EAT-10). *Ann Otol Rhinol Laryngol* 2008；117(12)：919-924.
3）若林秀隆，栢下淳：摂食嚥下障害スクリーニング質問紙票EAT-10の日本語版作成と信頼性・妥当性の検証. 静脈経腸栄養 2014；29(3)：871-876.
4）大熊るり，藤島一郎，小島千枝子，他：摂食・嚥下障害スクリーニングのための質問紙の開発. 日摂食嚥下リハ会誌 2002；6(1)：3-8.
5）厚生労働省：令和2年（2017）患者調査の概況 調査の概要. 2020.
　　https://www.mhlw.go.jp/toukei/saikin/hw/kanja/20/dl/kanjya-01.pdf（2022.9.10. アクセス）
6）総務省統計局：1．高齢者の人口. 2021. https://www.stat.go.jp/data/topics/topi1291.html（2022.9.10. アクセス）
7）総務省統計局：2．高齢者の就業. 2021. https://www.stat.go.jp/data/topics/topi1292.html（2022.9.10. アクセス）

2 術前のサプリメント服用は確認を忘れない

手術に影響を与えるサプリメント

近年、健康志向の拡大からサプリメントの服用者が増加しており、手術を受ける患者にも服用中の人がいることは珍しくありません。ここで注意しなければならないことは、**サプリメントには手術の際に出血のリスクを高めるものなど、周術期管理に影響を及ぼすものが含まれる**点です。

一般的に市販されているものとして、血小板凝集抑制作用を有するエイコサペンタエン酸（EPA）やドコサヘキサエン酸（DHA）のような魚油サプリメントは、手術時の出血リスクが懸念されています。また、朝鮮人参やニンニクのサプリメントにも抗血小板作用があるようで、ニンニクに含まれるアリシンという成分が血小板凝集過程で抑制効果を示すといわれています[1]。それ以外にも手術に影響を与えることが予測される成分は多く考えられることから、注意を要します（表1）。

術前外来や入院時にサプリメント服用を確認

サプリメントは健康補助食品との認識から、医療者に伝えることなく服用を続けている患者もいます。そのため、術前の外来受診や入院の際には注意してヒアリングを行う必要があります。米国麻酔科学会（American Society of Anesthesiologists：ASA）では**サプリメント中止を手術の2〜3週間前と推奨**しており、❶これは抗血小板薬の休薬設定が最大14日であるため、同様の期間を空ければ問題ないであろうという考えに基づいています[2]。

サプリメントは薬理作用が不明瞭であり、麻酔薬など周術期に用いられる薬剤との関連や厳密な薬効データがないことから、関連する職種間での情報共有や指針の整備などの対策が必要となります。

（亀田典宏）

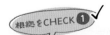

根拠をCHECK ❶

日本麻酔科学会編：周術期管理チームテキスト第4版（2020）

表1　手術に影響を与えるサプリメント

成分	手術時の注意点
ニンニク	●出血リスクの増加（特に血小板凝集抑制薬との併用時）
イチョウ葉	
ショウガ	
魚油（EPA、DHA など）	
朝鮮人参	●低血糖、出血リスクの増加（抗血小板作用） ワルファリン抗凝固作用の減弱（ビタミン K 含有）
アロエ	●出血リスクの増加（プロスタグランジン合成低下による血小板凝集抑制） ●ワルファリン抗凝固作用の減弱（ビタミン K 含有）
青汁（ケール）	
クロレラ	
ウコン（アキウコン）	●出血リスクの増加（抗凝固作用をもつ）
カモミール	
パパイヤ	●出血リスクの増加（抗凝固薬との併用時）
コエンザイム Q10	●出血リスクの増加（抗凝固薬、血小板凝集抑制薬との併用時）
パッションフラワー	

2
外科

TOPICS

出血リスクに関連する術前中止薬

サプリメントの他、出血リスクの高まる薬剤もまた手術前に中止する必要があり、術式や侵襲の程度、患者の状態に応じて決定されます。薬剤を中止するのか、また、中止する場合は何日前から休薬するのかを適切に把握することが重要です。

臨床でよく使用されている抗凝固薬・抗血小板薬の術前休薬期間の目安を以下に紹介します。併せて確認するようにしましょう。

薬効の分類	一般名（商品名）	休薬期間の目安
抗凝固薬	ワルファリンカリウム（ワーファリン）	3〜5日前
	アピキサバン（エリキュース®）	1〜2日前
	エドキサバン（リクシアナ®）	
	リバーロキサバン（イグザレルト®）	
	ダビガトランエテキシラート（プラザキサ®）	1日前
	ヘパリン Na、ヘパリン Ca	4時間前（血中濃度半減期 30〜60 分）
抗血小板薬	プラスグレル（エフィエント®）	14日前
	アスピリン（バイアスピリン®）	7日前

文献

1）赤沼裕，大森崇，阿部猛，他：周術期に影響を及ぼすサプリメント摂取に関する実態調査 - 術前麻酔外来で服用中止指導を受けた患者の後方視的検討 -. 日手術医会誌 2018；39(1)：7-14.

2）Hodges PJ, Kam PCA. The peri-operative implications of herbal medicines. *Anaesthesia* 2002；57(9)：889-899.

3 術前の緩下剤内服は必要とされない

これまで大腸手術では、手術の際に腸管内に内容物があると手術操作の障害になることや、手術環境の汚染により手術部位感染（surgical site infection：SSI）を引き起こすことなどに対する懸念から、術前の緩下剤内服が行われてきました。

ERAS のもと機械的腸管処置は推奨されない

手術患者の回復過程において、術後早期回復プログラムであるERAS → p.35 が提唱され、術後の回復力強化に向けたケアバンドルとしての取り組みが開始されています[1]。

緩下剤の刺激に起因する消化管粘膜の乱れによる栄養吸収阻害のリスク、緩下剤の使用に伴う脱水症による麻酔導入時の血圧低下のリスクなどの理由から、最近では**緩下剤などを用いた機械的腸管処置**（mechanical bowel preparation：MBP）は推奨されていません[2]。ただし、日常的に緩下剤を常用している患者は服用可能であり、**緩下剤が必要な場合も強力な緩下剤から弱い緩下剤へと変更すること**が望まれています。

SSI 予防の目的で併用実施の動きもある

MBP については、SSI 予防を目的とした取り組みとして、近年において新たな動きがみられています。MBP のみの実施については、緩下剤と同様の理由により各ガイドラインにおいて推奨されていません。しかし、近年の研究成果により**SSI 予防を目的とした術前処置として、MBP と経口抗菌薬を用いた化学的腸管処置**（oral antibiotics bowel preparation：OABP）の併用が推奨されています[3]。❶

日本においては機械的腸管処置のみを実施している施設が多く、これから MBP と OABP の併用による SSI 予防に向けたガイドライ

根拠をCHECK❶

米国大腸外科学会：選択的大腸手術における腸管準備のための臨床実践ガイドライン（2019）など

ン（表1）の普及とともに、臨床研究に向けた取り組みが加速することが予想されます。

（亀田典宏）

表1　機械的腸管処置と化学的腸管処置のガイドラインによる推奨

	機械的腸管処置（MBP）	化学的腸管処置（OABP）	MBP・OABP併用
CDC 手術部位感染予防のガイドライン（1999）	実施しない（強い推奨）	ー	実施する（弱い推奨）
WHO 手術部位感染予防のためのグローバルガイドライン（2016）	実施しない（強い推奨）	ー	実施する（弱い推奨）
日本外科感染症学会 消化器外科領域手術部位感染予防ガイドライン（2018）	実施しない（強い推奨）	ー	実施する（弱い推奨）
ASCRS 米国大腸外科学会　選択的大腸手術における腸管準備のための臨床実践ガイドライン（2019）	実施しない（強い推奨）	実施しない（弱い推奨）	実施する（強い推奨）

COLUMN

それは患者のためになっていますか？

私が病院で働いていたころ、大腸手術の術前処置として2Lの腸管洗浄剤を一生懸命飲んで、頻回にトイレに行く患者を目にしていました。飲みやすく工夫してあるとはいえ「味がしない」「こんな量を飲むのはつらい」など負担に感じている様子でした。

大腸の手術では、腸管の切除や吻合などの手術操作をしやすくするため、また、創感染や縫合不全の予防に効果があると考えられていたため、多くの病院で術前に腸管洗浄を行っていました。しかし、近年、腸管洗浄による下痢や脱水など術後回復への影響が明らかとなり、さらに、創感染や縫合不全の予防効果も多く期待できないことから、必要性について見直されています。

私たち看護師は、患者が負担に感じる処置やケアに立ち会うことがあります。そのような行為がきちんと患者のためになっているか、「ケアの根拠」に立ち返って考えていくことが必要ではないでしょうか。

文献

1）Fearon KC, Ljungqvist O, Von Meyenfeldt M, et al. Enhanced recovery after surgery: a consensus review of clinical care for patients undergoing colonic resection. *Clin Nutr* 2005；24(3)：466-477.

2）Güenaga KF, Matos D, Wille-Jørgensen P. Mechanical bowel preparation for elective colorectal surgery. *Cochrane Database Syst Rev* 2011：CD001544.

3）Rollins KE. Bowel preparation in elective colorectal surgery: is mechanical bowel preparation necessary? *Lancet Gastroenterol Hepatol* 2020；5(8)：712-713.

外科

4　術前に剃毛は行わない

剃毛は SSI のリスクにつながる

以前は手術前にカミソリで剃毛をすることが定番でしたが、剃毛で皮膚に生じた微細な切り傷で細菌が増殖し、除毛よりも有意に SSI リスクが高くなることが明らかとなり、現在では**剃毛は行ってはいけません**[1]~[3]。また、世界保健機関（World Health Organization：WHO）をはじめとした多くのガイドライン[2][3] 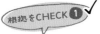でルーチンの除毛は推奨しておらず、手術に必要なときに限り除毛をすることを推奨しています（図1）。

術前の除毛方法による SSI 発生率を比較したレビューでは、「カミソリによる剃毛」と比較して「クリッパーによる除毛」「除毛クリームによる除毛」「除毛なし」のいずれも SSI が大幅に少ないことが示されている一方で、「**クリッパー**」「**除毛クリーム**」「**除毛なし**」**の間で SSI の発生率に有意な差はありませんでした**[4]。ただし、除毛クリームは肌荒れやアレルギー反応を起こすことがあるため、使用の際には注意が必要です。

除毛の時期については、手術前日よりも当日に除毛することで SSI がわずかに減少する可能性が示されていますが、明らかにはなっていません[4]。

SSI 予防のためには術前に皮膚の保清を行うことが重要であり、以前は消毒薬による前夜のシャワー浴を推奨していました[1]。現在では**消毒薬を使用することによる SSI 低減のエビデンスはないため、石けんでもよいと変更されています**[5]。皮膚の細菌数を減少させるだけではなく、垢などの有機物を除去するためにも皮膚保清は必要です。

（増谷　瞳）

根拠をCHECK ❶

文献2）および日本手術医学会：手術医療の実践ガイドライン 改訂第3版（2019）

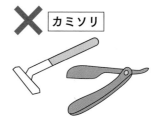

✕ カミソリ

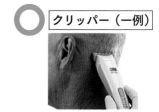

○ クリッパー（一例）

▶ 3M™ サージカルクリッパー プロフェッショナル

（画像提供：スリーエムジャパン株式会社）

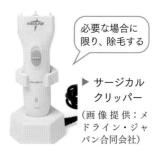

必要な場合に限り、除毛する

▶ サージカルクリッパー

（画像提供：メドライン・ジャパン合同会社）

文献

1 ）Mangram AJ, Horan TC, Pearson ML, et al. Guideline for prevention of surgical site infection, 1999. Hospital Infection Control Practices Advisory Committee. *Infect Control Hosp Epidemiol* 1999；20(4)：247-278.

2 ）Global Guidelines for the Prevention of Surgical Site Infection 2nd ed. World Health Organization, Geneva, 2018.

3 ）針原康：第7章 手術部位感染．日本手術医学会，手術医療の実践ガイドライン（改訂第三版），日手術医会誌 2019；40(Suppl)：S82.

4 ）Tanner J, Melen K. Preoperative hair removal to reduce surgical site infection. *Cochrane Database Syst Rev* 2021；8(8)：CD004122.

5 ）Berríos-Torres SI, Umscheid CA, Bratzler DW, et al. Centers for Disease Control and Prevention Guideline for the Prevention of Surgical Site Infection. *JAMA Surg* 2017；152(8)：784-791.

外科

5 術後の抗菌薬投与は行わない方向になっている

SSI の予防目的で行われる抗菌薬投与

　周術期における抗菌薬の予防的な投与は、手術中の細菌汚染を宿主の免疫機能でコントロールできるまで下げることを目的に行われており、SSI の予防に効果的です。抗菌薬投与のタイミングは皮膚切開の1時間〜30分前に開始し、手術が長引く場合は半減期の2倍の間隔で再投与が行われます。幅広い手術で使用されているセファゾリン（CEZ）では3時間ごとの追加投与が推奨され、これまで広く臨床場面に浸透し実践されてきました[1]。

　また、術後の抗菌薬の継続投与については一部の抗菌薬を除いて、術中の最終投与から8時間ごとの投与間隔で、術後24〜48時間以内の投与期間で実施することが望ましいとされてきました。

CDC では術後投与は推奨されない

　しかし、SSI の多くは手術中の細菌汚染が原因で起こるため、手術を行っている期間に適切な抗菌薬の濃度が維持されていれば、術後の追加投与は必要ないとされる報告が多くあります。2017 年に発表された CDC のガイドライン❶において、**清潔創【Class Ⅰ】および準清潔創【Class Ⅱ】**（表1）**の手術で切開層が手術室内で閉鎖された後、追加の予防的抗菌薬を投与しない**ことが「カテゴリー IA（強い推奨）」で提唱されました[2]。

　予防的抗菌薬の術後投与について、日本においては現在検討されているところではありますが、抗菌薬の使用には院内感染対策として耐性菌への影響が大きく、適正使用が求められています。薬剤耐性菌のリスクを減らすために、不必要な使用は避けるべきでしょう。

（亀田典宏）

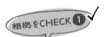
根拠をCHECK ❶ ✓

CDC：手術部位感染予防のガイドライン（2017）[2]

表1 手術創分類

手術創分類	定義
Class I 清潔創 （clean）	●消化器、呼吸器、尿生殖器を扱わない手術 ●整形外科（開放骨折を除く）、心臓血管外科などの手術
Class II 準清潔創 （clean-contaminated）	●消化管、呼吸器、尿生殖器を扱う手術 ●ただし、術中に汚染があった場合は、class IIIとなる
Class III 不潔創 （contaminated）	●開放創、新鮮創、偶発的創傷を含む手術 ●さらに、消化管から大量に内容物の流出を生じるなど手術清潔操作に大きな破綻を生じた手術、急性非化膿性炎症を認める手術など
Class IV 不潔あるいは感染創 （dirty or infected）	●壊死組織の残存する陳旧性外傷、臨床的感染あるいは消化管穿孔を伴う創を対象とした手術

> 術後の予防的抗菌薬は投与しないことが推奨される

TOPICS

SSI の部位別分類

SSIは、手術から30日以内（インプラントなど埋入物がある場合は1年以内）に発生する感染であり、感染部位の深さによって❶表層切開創SSI、❷深部切開創SSI、❸臓器／体腔SSIに分類されます。

主な原因微生物は、患者の皮膚・粘膜・管腔臓器などの内因性細菌叢であるといわれています。

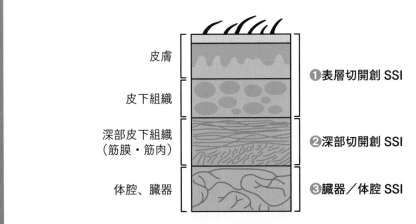

皮膚	❶表層切開創SSI
皮下組織	
深部皮下組織 （筋膜・筋肉）	❷深部切開創SSI
体腔、臓器	❸臓器／体腔SSI

文献

1）Mangram AJ, Horan TC, Pearson ML, et al. Guideline for prevention of surgical site infection, 1999. Hospital Infection Control Practices Advisory Committee. *Infect Control Hosp Epidemiol* 1999；20(4)：250-278.

2）Berríos-Torres SI, Umscheid CA, Bratzler DW, et al. Centers for Disease Control and Prevention Guideline for the Prevention of Surgical Site Infection, 2017. *JAMA Surg* 2017；152(8)：784-791.

6 | 術後悪心・嘔吐（PONV）出現後の制吐薬は効果が期待できない

術後に高頻度で起こる PONV

手術終了後に発生する術後悪心・嘔吐（postoperative nausea and vomiting：PONV）の出現は、麻酔関連合併症のなかで最も頻度が高く、短時間の悪心から、嘔吐をくり返し、術後の経口摂取が困難になるレベルまで多岐にわたります。

高齢者では誤嚥性肺炎などの重篤な合併症を起こすこともあり、腹圧がかかることによる創部離開、いきみによる頭蓋内圧亢進などにより、看護必要度の増大や在院日数延長などに至ることも考えられます。

術前からリスクを把握し、予防する

PONV は出現してからの制吐薬使用では対応が遅いため、**リスクのある患者を同定し、可能性が高い患者における制吐薬の予防的投与を行うのが合理的なアプローチです**[1]。

PONV の患者関連因子にはさまざまな要因が指摘されており、男性より女性、喫煙者より非喫煙者のほうが発生頻度が高く、PONV や乗り物酔いの既往者、若年者において発生頻度が高いといわれています[2]。PONV の危険因子を重みづけしたスコアリング方式により発生率を予測する試みがあり、❶評価項目は性別と PONV ／乗り物酔いの既往、喫煙、術後麻酔性鎮痛薬使用の有無の4項目で評価します[3]。それぞれの項目により1点ずつ4点満点で評価し、0点=10％、1点=20％、2点=40％、3点=60％、4点=80％として計算します（図1）。

PONV の危険性の高い患者を術前に予測し、制吐薬など有効な予防手段を講じることにより、患者の負担を減らし、よりよい周術期の回復過程を支援することにつながります。

（亀田典宏）

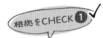

根拠をCHECK❶

Apfel simplified score（左記）のほか、
・Koivuranta's score
・POVOC score（小児）
・VPOP score（小児）
などがある。

図1　PONV予測の簡易評価における評価項目と発症率

項目	0点	1点
性別	男性	女性
PONV/乗り物酔いの既往	なし	あり
喫煙歴	あり	なし
術後麻薬性鎮痛薬の使用	なし	あり

評価点数を合計する

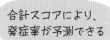
合計スコアにより、発症率が予測できる

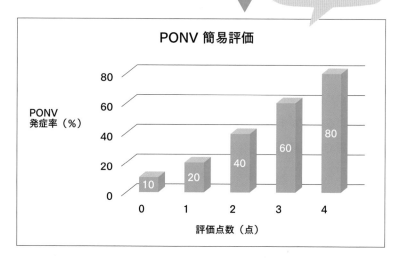

PONV 簡易評価

PONV発症率（%）

評価点数（点）	発症率
0	10
1	20
2	40
3	60
4	80

TOPICS

喫煙者のほうがPONVの発生頻度が低いけれど…

前述のように、PONVのリスクは喫煙者では低いことがわかりました。しかし、喫煙が周術期の回復過程に影響することは広く知られており、より長期にわたる術前からの禁煙が望ましいとされています。

術前の指導により禁煙を促進すること、また、場合によってはカウンセリングや禁煙補助薬を使用した禁煙介入が求められています。

術前禁煙期間と期待できる効果
- 禁煙後2〜3日で酸素需要は改善する
- 禁煙後3週間でSSIの減少を期待できる
- 禁煙後4週間以上で術後呼吸器合併症の頻度が低下する

禁煙は、短期間でも意味がある！

文献
1）日本麻酔科学会：周術期禁煙プラクティカルガイド．2021.
https://anesth.or.jp/files/pdf/kinen-practical-guide_20210928.pdf（2022.9.10.アクセス）

文献
1）Tramèr MR. Strategies for postoperative nausea and vomiting. *Best Pract Res Clin Anaesthesiol* 2004；18(4)：693-701.
2）Apfel CC, Heidrich FM, Jukar-Rao S, et al. Evidence-based analysis of risk factors for postoperative nausea and vomiting. *Br J Anaesth* 2012；109(5)：742-753.
3）細井卓司，山田高成，森崎浩，他：総説 術後悪心・嘔吐の予測は可能か？ 日臨麻会誌 2017；37(4)：407-417.

7 術後回復促進策である ESSENSE プロジェクトが 展開されている

▶ ERAS による周術期管理が広まっている

　術後回復を促進するための対策として、2000年代から欧州において ERAS が急速に普及しました。

　ERAS とは、Enhance Recovery After Surgery の頭文字で、**術後の早期回復につながると有効性が認められた複数の手法を取り入れた周術期管理法**です。2001年に欧州静脈経腸栄養学会（the European Society for Clinical Nutrition and Metabolism：ESPEN）において組織された ERAS group により、2005年に大腸切除術を対象とした ERAS プロトコルが発表され[1]、その後も改訂が重ねられています（図1）。❶

　ERAS の導入は術後合併症を減らし、在院日数を短縮することが多くの臨床試験で明らかになっており、現在では大腸切除術だけでなく、さまざまな術式に応用されています。

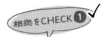

根拠をCHECK ❶ ✔

2005年に17項目だった ERAS の構成要素は、2010年には22項目となった[2]。

▶ 日本で展開されている ESSENSE プロジェクト

　日本でも ERAS プロトコルを導入する施設が増えてきましたが、在院日数の短縮が強調されるあまり、患者の回復が追いつかないのに退院を急かされるなどの現状も聞こえてくるようになりました。そこで、ERAS プロトコルを日本でそのまま導入するのではなく、**各項目の本質的な意義を吟味し、エッセンスを抽出把握するための** ESSENSE（ESsential Strategy for Early Normalization after Surgery with patient's Excellent satisfaction）**プロジェクト**が日本外科代謝栄養学会で2012年から展開されています[3][4]。❷

　ERAS は医療者側が「何をするか」を示したのに対し、**ESSENSE は医療者の介入によって「患者がどうなるか」を重視している点が特徴**です。ESSENSE プロジェクトのめざすべき方向性は、図2に示

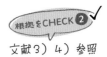

根拠をCHECK ❷ ✔

文献3）4）参照

す４項目であり、これらを達成するために ERAS の推奨事項を各施設の状況に合わせて応用することが必要です。

（加藤木真史）

図1　ERAS の構成要素

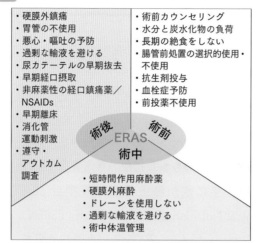

- 硬膜外鎮痛
- 胃管の不使用
- 悪心・嘔吐の予防
- 過剰な輸液を避ける
- 尿カテーテルの早期抜去
- 早期経口摂取
- 非麻薬性の経口鎮痛薬／NSAIDs
- 早期離床
- 消化管運動刺激
- 遵守・アウトカム調査

- 術前カウンセリング
- 水分と炭水化物の負荷
- 長期の絶食をしない
- 腸管前処置の選択的使用・不使用
- 抗生剤投与
- 血栓症予防
- 前投薬不使用

術後　術前　ERAS　術中

- 短時間作用麻酔薬
- 硬膜外麻酔
- ドレーンを使用しない
- 過剰な輸液を避ける
- 術中体温管理

Varadhan KK, Lobo DN, Ljungqvist O. Enhanced recovery after surgery: the future of improving surgical care. *Crit Care Clin* 2010；26(3)：527-547.

図2　ESSENSE プロジェクトの提案する「術後回復促進のための４つの理念」

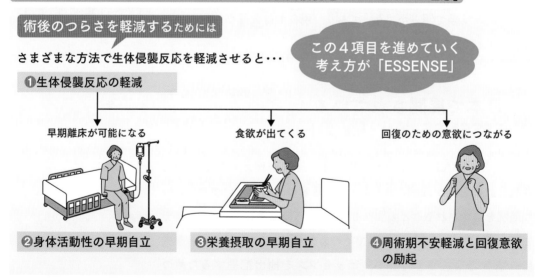

術後のつらさを軽減するためには

さまざまな方法で生体侵襲反応を軽減させると・・・

この４項目を進めていく考え方が「ESSENSE」

❶生体侵襲反応の軽減

早期離床が可能になる　　食欲が出てくる　　回復のための意欲につながる

❷身体活動性の早期自立　❸栄養摂取の早期自立　❹周術期不安軽減と回復意欲の励起

立石渉：なぜ，いま術後回復の考え方が大切？　エキスパートナース 2015；31(15)：71. より引用

文献

1）Fearon KC, Ljungqvist O, Von Meyenfeldt M, et al. Enhanced recovery after surgery: A consensus review of clinical care for patients undergoing colonic resection. *Clin Nutr* 2005；24(3)：466-477.

2）Varadhan KK, Lobo DN, Ljungqvist O. Enhanced recovery after surgery: the future of improving surgical care. *Crit Care Clin* 2010；26(3)：527-547.

3）宮田剛：ESSENSE とはなにか - 外科手術後の回復を促進するための４つのキーワード -. 外科と代謝・栄 2013；47(5)：147-154.

4）日本外科代謝栄養学会周術期管理ワーキンググループ：ESSENSE 日本外科代謝栄養学会周術期管理改善プロジェクト. 春恒社，東京，2014.

8 消化管手術でも術後早期から経口摂取を再開する

ERASのもと、絶飲食期間を短縮して回復を促す

　従来、術後の食事は「消化管運動が回復したら流動食から開始し、徐々に普通食へと段階的に上げていく」という考え方のもと実践されていました。特に、消化管手術の場合は、術後の排ガスを確認したのちに水分摂取を開始し、流動食から三分粥、五分粥などと1〜2日に1ステップずつ上げていくのが一般的でした[1]。

　しかし、手術侵襲からの回復を促進するために、術後の絶飲食期間の短縮と早期の経口摂取再開が推奨され[2]、❶ ERASプロトコル →p.35 では、**結腸切除術で術当日**[3]、**胃切除術で術後1日目**[4] からの**食事再開を推奨**しています。

　早期から経口摂取を開始したとしても、患者が摂取できなければ意味がありません。ERASプロトコルでは、術後の蠕動運動回復のために、周術期の過剰輸液による腸管浮腫の回避や、緩下剤の定期投与、硬膜外鎮痛法の使用を推奨しています。また、術後の悪心・嘔吐（PONV）対策 →p.33 を徹底することも、術後早期の経口摂取を可能にするために重要です。

（加藤木真史）

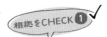
根拠をCHECK❶

日本静脈経腸栄養学会：静脈経腸栄養ガイドライン（2013）[2]

文献

1 ）丸山道生：外科患者の栄養管理における給食の意義 - 本邦と世界の潮流 -. 外科と代謝・栄養 2021；55(2)：57-61.
2 ）日本静脈経腸栄養学会編：静脈経腸栄養ガイドライン 第 3 版. 照林社，東京，2013.
3 ）Gustafsson UO, Scott MJ, Hubner M, et al. Guidelines for Perioperative Care in Elective Colorectal Surgery: Enhanced Recovery After Surgery (ERAS®) Society Recommendations: 2018. *World J Surg* 2019；43(3)：659-695.
4 ）Mortensen K, Nilsson M, Slim K, et al. Consensus guidelines for enhanced recovery after gastrectomy: Enhanced Recovery After Surgery (ERAS®) Society recommendations. *Br J Surg* 2014；101(10)：1209-1229.

9 周術期の過剰栄養は 合併症を増加させる

術後は高血糖になりやすい

　周術期高血糖は糖尿病の有無にかかわらず、術後合併症の発生率や術後の死亡率に関連しており、術前血糖値が高値の場合は術後30日の死亡率が増加するといわれています。特に、非糖尿病患者で死亡リスク増加が顕著にみられ、全症例において術前血糖値が影響していることが明らかとなっています（図1）[1]。

　さらに、術後は外科的な侵襲により、タンパク・脂肪・皮膚などの組織で異化が亢進しているため、体タンパクや脂肪組織からは内因性エネルギーの供給が増加している状態となります。その状況で外因性エネルギーとして**栄養が大量に投与されると、エネルギー過剰となり高血糖を惹起する**[1]こととなります。

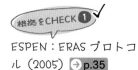

根拠をCHECK ①

ESPEN：ERAS プロトコル（2005）→ p.35

血糖コントロールで術後高血糖を防ぐ

　術後の高血糖は創傷治癒遅延、炎症反応の惹起など、術後合併症

図1　手術前日の平均血糖と術後30日死亡率のオッズ比

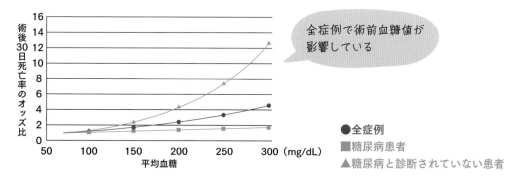

全症例で術前血糖値が影響している

●全症例
■糖尿病患者
▲糖尿病と診断されていない患者

Frisch A, Chandra P, Smiley D, et al. Prevalence and clinical outcome of hyperglycemia in the perioperative period in noncardiac surgery. *Diabetes Care* 2010 ; 33(8)：1783-1788.

増加の誘因を生み出します。術後1日目において空腹時の血糖値が220mg/dL以上の患者では、220mg/dL未満にコントロールされた患者に比べて2.7倍の感染率であり、尿路感染を除外した場合、**敗血症やSSIなどの重篤な術後感染の相対的リスクは5.7倍に増加しました**[2]。

　周術期における血糖値は150mg/dL以下、至適エネルギー20～25kcal/kg/日が指針❷とされており、術前からの血糖コントロールが重要です。

（**亀田典宏**）

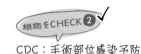
根拠をCHECK❷

CDC：手術部位感染予防のガイドライン

TOPICS

術前の低栄養にも注意が必要！

栄養状態の悪さは術後合併症の危険因子であり、創傷治癒遅延や感染を引き起こすことが知られています。看護師は栄養状態のスクリーニングを行い、栄養サポートチーム（nutrition support team：NST）介入の必要性をアセスメントする必要があります。

確認する項目
- 最近6か月間で体重減少（≧10%）をしていないか
- 食事摂取量が減少（平常時の80%以上）していないか
- BMIが基準値（18.5～25.0kg/m²）を下回っていないか
- 血清アルブミンが3.5g/dLを下回っていないか

これらの1つでも該当したら、低栄養を疑う

文献
1）van Stijn MF, Korkic-Halilovic I, Bakker MS, et al. Preoperative nutrition status and postoperative outcome in elderly general surgery patients: a systematic review. *J Parenter Enteral Nutr* 2013；37(1)：37-43.

文献
1）Frisch A, Chandra P, Smiley D, et al. Prevalence and clinical outcome of hyperglycemia in the perioperative period in noncardiac surgery. *Diabetes Care* 2010；33(8)：1783-1788.
2）Ramos M, Khalpey Z, Lipsitz S, et al. Relationship of perioperative hyperglycemia and postoperative infections in patients who undergo general and vascular surgery. *Ann Surg* 2008；248(4)：585-591.

10 創は「消毒」せずに「洗浄」する

術後48時間被覆し、消毒は不要

過去には、感染予防のために創傷は消毒して乾燥させる管理方法が一般的であり、手術後は創部にガーゼを当て、毎日創部の消毒を行い、再度ガーゼを当てる包帯交換（いわゆる包交）を行っていました。現在では湿潤環境下で創傷の治癒が促進されることが周知され、このような包交は行われなくなっています。

CDCのSSI予防ガイドライン[1] 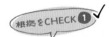では、創を一次縫合した場合、滅菌ドレッシングで24～48時間閉鎖したままとすることが推奨されています。これにより創を乾燥させず、浸潤環境を保ちます。術後48時間以内に創部の上皮化が進み、バリア機能が回復するため、**創部の消毒は不要です。消毒薬は菌濃度を低下させる一方で、正常組織を傷害し、結果的に感染のリスクになることが指摘されています**[2]。

術後48時間以降は入浴やシャワー浴が可能です[3]。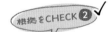もしベッドサイドで創処置を実施する場合は、創周囲の汚れを微温湯に浸した綿棒で拭い、ガーゼで水分をふき取ります。資材は滅菌である必要はありません。創部からの滲出などがなければ被覆する必要はないので、感染徴候がないか毎日観察を行いましょう。

（増谷　瞳）

根拠をCHECK **1** ✓
CDC：手術部位感染予防のガイドライン（2017）

根拠をCHECK **2** ✓
日本手術医学会：手術医療の実践ガイドライン改訂第3版（2019）

文献

1）Mangram AJ, Horan TC, Pearson ML, et al. Guideline for prevention of surgical site infection, 1999. Hospital Infection Control Practices Advisory Committee. *Infect Control Hosp Epidemiol* 1999；20(4)：247-278.

2）安田浩，村尾尚規，三宅順子：1章 切創，裂創，擦過創，刺創，異物（汚染のない創）．日本形成外科学会，日本創傷外科学会，日本頭蓋顎顔面外科学会編，形成外科診療ガイドライン2 急性創傷/瘢痕ケロイド，金原出版，東京，2015：5．

3）針原康：第7章 手術部位感染．日本手術医学会，手術医療の実践ガイドライン（改訂第3版），日手術医会誌2019；40(Suppl)：S91.

4）菅野恵美，館正弘：創傷治癒過程．竹末芳生，藤野智子編，術後ケアとドレーン管理のすべて，照林社，東京，2016：90-91.

外科

11 MDRPU は適切な対策で 予防しなければならない

2
外科

医療事故に位置づけられる新しい褥瘡

医療関連機器圧迫創傷（medical device related pressure ulcer：MDRPU）とは、**医療関連機器による圧迫で生じる皮膚や皮下組織の損傷**のことです。自重によって発生する、いわゆる褥瘡とは区別されていますが、圧迫によってできる創傷という意味では褥瘡の範疇になります。ちなみに、粘膜に発生するものは含まれません。

「医療機器」ではなく「医療関連機器❶」と表現されているのは、手づくりの抑制帯などで発生した創傷でも含まれるためです。

MDRPU は 2016 年に日本褥瘡学会からベストプラクティス❷が発表された、比較的新しい概念です。以前はできても仕方ないと思われ、十分な対策がとられていませんでしたが、**現在は医療事故の位置づけになり対策をとることが重要視されています。**

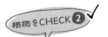

根拠をCHECK ❶ ✓

・弾性ストッキング
・非侵襲的陽圧換気療法（NPPV）マスク
・ギプス、シーネ
・血管留置カテーテル
・経鼻胃管チューブ
・ミトン　など[1]

根拠をCHECK ❷ ✓

日本褥瘡学会：ベストプラクティス医療関連機器圧迫創傷の予防と管理（2016）[1]

医療関連機器との接触・固定方法を工夫する

MDRPU は患者に接触する医療関連機器すべてで発生する可能性があります。小さく固い機器は、一点にかかる圧力が高くなる傾向があります。

高齢者などの皮膚が脆弱な患者や、皮下組織の薄い部位に固定を必要とする場合は、保護製品を使用するとよいでしょう。カテーテルやチューブ類を固定する際はオメガ止め（図1）をすることで、直接皮膚に接触することを予防します。

スプリントやギプスのような接触面積が大きい装具は、患者の身体の形状に合わせるように装着し、隙間ができないようにすることが重要です。

酸素マスクや非侵襲的陽圧換気（non-invasive positive pressureventilation：NPPV）用マスクのような皮膚表面の温度や湿

度を上昇させる機器は、皮膚が浸軟することで皮膚損傷が起きやすくなるため、除圧とともに撥水などのスキンケアが重要になります。

MDRPU予防には通常でも最低2回/日、ハイリスクと思われる患者には6～8時間ごとの観察やスキンケアが必要です（図2）。

▶ 正しく装着し、総合的に予防策を考える

MDRPUを予防するには、機器による特徴を理解し、医療関連機器を正しく装着することが重要です。また、ケア方法や患者の状態などの要因が絡み合って発生するので（図3）[1]、それらを総合的にアセスメントして予防対策を考える必要があります。

医療関連機器のなかには外せない状況にあるものも多いので、医師を含めた多職種で管理方法を検討することが大切です。また、今後新たな医療機器が開発されれば、それに伴うMDRPUの発生も考えられるので、常にアンテナを張っておきましょう。

（石川典子）

図1　MDRPU予防のための固定法の工夫

▶ロックナットやクレンメ部分に保護製品を使用し、カテーテルはオメガ止めで固定する

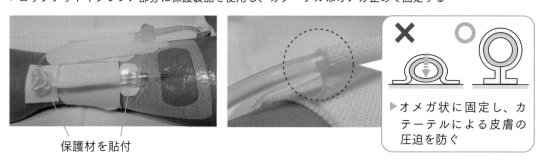

保護材を貼付

▶オメガ状に固定し、カテーテルによる皮膚の圧迫を防ぐ

図2　MDRPU発生につながる弾性ストッキングの誤った着用

▶履き直しを怠ったため、MDRPU発生の要因となるような状態がみられる

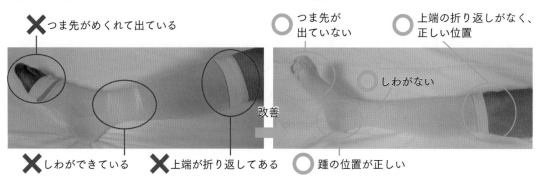

✕つま先がめくれて出ている

○つま先が出ていない

○上端の折り返しがなく、正しい位置

しわがない

改善

✕しわができている　✕上端が折り返してある　○踵の位置が正しい

図3 MDRPU の発生要因

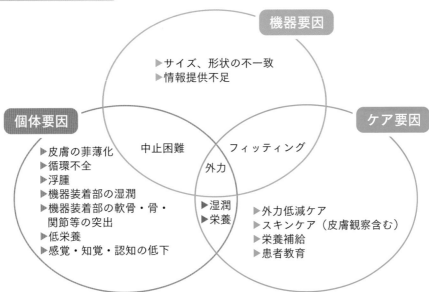

日本褥瘡学会編：ベストプラクティス 医療関連機器圧迫創傷の予防と管理．照林社，東京，2016：16．より引用

TOPICS

スキン−テアと MDRPU の違いは？

MDRPU とほぼ同時期から医療現場でも聞かれるようになった「スキン−テア」は、摩擦やずれによって起こる皮膚裂傷です。主に高齢者に多く、「絆創膏を剥がしたときに、皮膚も剥がれた」「柵にぶつかって皮膚が裂けた」というような急性の皮膚損傷です。MDRPU と混同されやすいですが、持続する圧迫によって起こる MDRPU とは異なります。

文献

1）日本褥瘡学会編：ベストプラクティス 医療関連機器圧迫創傷の予防と管理．照林社，東京，2016：16．

外科

12 エネルギー不足時のレジスタンス運動は逆効果

🔰 筋肥大には十分なエネルギーが必要

レジスタンス運動（resistance training：RT）とは、筋肉量増加や筋力向上、筋持久力の向上を目的とした筋力トレーニングのことです。

筋肉量増加（筋肥大）のしくみは、筋肉に抵抗（レジスタンス）をかける動作をくり返し行うことで、筋肉に負荷をかけ、骨格筋のタンパク質合成を刺激することで起こります。**❶** この骨格筋のタンパク質合成を促進するためには、栄養や休養が必要であり、特に筋肉の材料となる「タンパク質」が欠かせません。

また、RT などの運動はエネルギーを必要とするため、身体のなかのエネルギーが不足している場合には、筋肉を分解してエネルギーを得ようとしてしまいます。つまり、**筋肉の材料であるタンパク質や運動に必要なエネルギーが十分に摂れていないと、RT をしても筋肥大につながらず、むしろ筋肉分解という逆効果を引き起こしてしまう**のです（図1）。

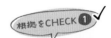

根拠をCHECK❶✔

タンパク質分解よりも合成が上回ることで、筋繊維は太くなり筋肥大が起こる。

図1　栄養状態によるレジスタンス運動の効果の比較

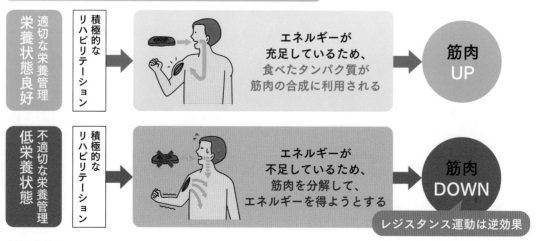

若林秀隆監修：リハビリテーション栄養ポケットガイド 改訂版．クリニコ，東京，2014. を参考に作成

リハビリテーションと栄養をセットで考える

2020 年に示されたガイドライン❷では、**リハビリテーション時の強化型栄養療法が提案（弱い推奨）されています**[1]。低栄養状態にある患者やサルコペニア患者では、骨格筋量を回復するためには多くのエネルギーを必要とすることから、「エネルギー蓄積量」を加味して、エネルギー必要量を設定する「攻めの栄養療法」（aggressive nutrition therapy）の概念も提案されています[2]。

また、栄養障害の原因に応じて運動負荷量を考慮する理学療法[3]なども示されており、**リハビリテーションは栄養管理とセットで考えることが重要**となります。

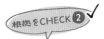

根拠をCHECK ❷ ✓

日本リハビリテーション栄養学会：リハビリテーション栄養診療ガイドライン 2020 Update（2020）

❷ 外科

多職種連携で患者のリハビリテーションを支援する

レジスタンス運動などのリハビリテーションをしている患者への看護支援として、食事摂取量が低下していないか、タンパク質が豊富な食品を摂取できているか、など十分な栄養やエネルギーを食事から摂取できているかを評価します。

評価に基づいた個別性のある食事支援で患者の「栄養」を支援することに加えて、タンパク質合成を促進するためには不眠への対応など十分に「休養」がとれるような支援も必要です。理学療法士や栄養士、薬剤師など多職種と連携することで、患者のリハビリテーションを多面的にサポートする看護支援が大切です。

（小布施未桂）

看護師は多面的にリハビリを支援する

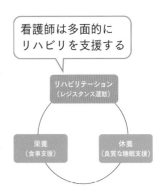

文献

1）Nishioka S, Aragane H, Suzuki N, et al. Clinical practice guidelines for rehabilitation nutrition in cerebrovascular disease, hip fracture, cancer, and acute illness: 2020 update. *Clin Nutr ESPEN* 2021；43：90-103.

2）Nakahara S, Takasaki M, Abe S, et al. Aggressive nutrition therapy in malnutrition and sarcopenia. *Nutrition* 2021；84：111109.

3）井上達朗, 飯田有輝, 高橋浩平; 他：栄養と理学療法：日本リハビリテーション栄養学会理学療法士部会によるポジションペーパー. リハ栄養 2021；5(2)：226-234.

外科

13 末梢ルートは生食ロックとヘパロックで安全・開存性に大差はない

◉ 以前はヘパロックが一般的だった

　静脈内に留置した血管留置カテーテルは、そのままの状態だとカテーテルの先端に逆流した血液が凝固し、カテーテルが閉塞して使えなくなってしまう可能性があります。その状態で輸液や点滴による薬剤投与の継続が必要な場合、閉塞したカテーテルを新しいカテーテルと入れ替えるため患者に負担をかけてしまいます。そればかりか、カテーテルの閉塞に気づかないでいると、緊急で輸液や薬剤を投与したい場合に使用することができず、患者を危険にさらしてしまう恐れもあります。

　これまで閉塞予防として凝固した血液がカテーテル内に逆流しないよう、ヘパリンロック（ヘパリン加生理食塩液をカテーテル内に充填する：ヘパロック）が一般的でした。一方で、最近はより安価で同等の効果があるといわれる生食ロック（生理食塩液をカテーテル内に充填する）が代替として話題になっています。

◉ 生食ロックでも同等の効果が見込める

　生食ロックを用いる有用性の基準として「使用による合併症は生じないか（安全性）」と「血栓形成によるカテーテルの閉塞をどのぐらい予防できるのか（開存性）」の比較がポイントとなります。

　ヘパリンはハイリスク薬と呼ばれているように、用量用法を誤ると危険です。特に、成人患者以外への使用については十分に留意します。また、ヘパリンロックの使用にはヘパリン起因性血小板減少(heparin-induced thrombocytopenia：HIT) と呼ばれる副作用により、血小板減少による出血と重篤な血栓症が生じるリスクも念頭に入れておく必要があります。

　末梢静脈カテーテルに対するロックは、安全性、開存性、効率性、使いやすさ、コスト削減の観点から、**生食ロックの使用でも問題な**

くヘパリンに代替して使用を推奨する報告[1][2]があります。**①** また、中心静脈カテーテルにおいても、ヘパリンロックがカテーテルの開存性へ影響せず、生食ロックと比べて安全性（敗血症の発生、死亡率、出血）に差があるとはいえないとの報告[3]があります。加えて、カテーテル先端部がグローションタイプの末梢挿入型中心静脈カテーテル（peripherally inserted central catheter：PICC）を用いた報告[3]においても、差があるとはいえません。

　生食ロックとヘパリンロックの使用において安全性や開存性に差がないのであれば、現時点では安価な生食ロックの使用のほうにメリットがありそうです。しかしながら、**生食ロックのほうが開存性と安全性においてすぐれていると十分には証明されていないのも事実**です[1][3]。そのため、ヘパリンロックの使用による副作用や、生食ロックの使用による閉塞のしやすさの可能性を念頭に入れながら使用する必要があるといえるでしょう（図1）。

（浅川翔子）

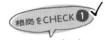

根拠をCHECK **①**

いずれの報告でも、開存性や合併症、静脈炎、細菌定着などに明らかな差がみられなかった。

2 外科

図1　ヘパリンロック・生食ロックの特徴

ロックの種類	ヘパリンロック	生食ロック
特徴	▶ヘパリンの抗凝固作用を利用する ▶副作用（HIT）により、血小板減少と重篤な血栓症が生じたとの報告もある ▶生食ロックに比べ、やや高価	▶生理食塩液でカテーテルを充填し逆血を予防する ▶抗凝固薬を使用しないぶん、カテーテルの閉塞予防は確実ではない ▶ヘパロックに比べ、やや安価

文献

1) Sotnikova C, Fasoi G, Efstathiou F, et al. The efficacy of normal saline (N/S 0.9%) versus heparin solution in maintaining patency of peripheral venous catheter and avoiding complications: A systematic review. *Mater Sociomed* 2020；32(1)：29-34.

2) Pérez-Granda MJ, Bouza E, Pinilla B, et al. Randomized clinical trial analyzing maintenance of peripheral venous catheters in an internal medicine unit: Heparin vs saline. *PLoS One* 2020；15(1)：e0226251.

3) López-Briz E, Garcia VR, Cabello JB, et al. Heparin versus 0.9% sodium chloride locking for prevention of occlusion in central venous catheters in adults. *Cochrane Database Syst Rev* 2018；7(7)：CD008462.

外科

14 末梢静脈カテーテルは必ずしも 72 〜 96 時間ごとに交換しない

定期的な交換が見直されてきている

末梢静脈カテーテルは、4 日程度を目安に定期的に入れ替えをしている施設が一般的かと思います。CDC のガイドライン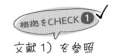では「成人患者の場合、72 〜 96 時間よりも頻回に末梢ルート交換は不要」としています[1]。

根拠を CHECK ①
文献 1）を参照

カテーテルの留置期間が 72 時間を超えると、静脈炎の発生率は増加していく一方で、カテーテルの留置期間が 72 時間と 96 時間の場合で、静脈炎の発生率に有意な差はないことから、現在の 72 〜 96 時間ごとの定期的な交換が提案されています。日本静脈経腸栄養学会のガイドライン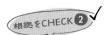においては、血流感染を予防するために末梢静脈カテーテルは 96 時間以上留置しないことが推奨されています[2]。

根拠を CHECK ②
静脈経腸栄養学会：静脈経腸栄養ガイドライン第 3 版（2013）

では、72 〜 96 時間を超えた時点で必ず交換をすべきでしょうか。最近の研究では、留置期間にかかわらず（96 時間以上であったとしても）**臨床的に必要なとき（カテーテルの閉塞、疼痛、発赤、点滴漏れ、静脈炎、治療の終了など）の交換と 72 〜 96 時間の定期的な交換で血流感染の発生率に有意差がない**ことが示されています[2]。「臨床的に必要な交換」にすることで、患者の苦痛、コストの軽減にもつながります[3][4]。

しかし、ここで注意しなければならないのは、**「臨床的に必要な交換」は看護師の注意深い観察が必要不可欠**ということです。静脈炎の徴候（図 1）を見逃すと、血流感染のリスクとなります。したがって、定期的な交換から臨床的に必要な交換へ変更する場合には、慎重な観察、末梢静脈カテーテル関連のサーベイランスの実施、常にカテーテルの必要性をアセスメントすることなどが求められます（図2）。カテーテルの交換頻度に関しては、各施設の状況に合わせて慎重に検討することが必要です。

（増谷　瞳）

図1　静脈炎スケール

グレード	臨床の基準
0	●症状なし
1	●疼痛を伴う、または伴わない刺入部の紅斑がある
2	●紅斑または腫脹、あるいは双方を伴う刺入部の疼痛がある
3	●紅斑または腫脹、あるいは双方を伴う刺入部の疼痛がある ●静脈に沿った触知可能な索条硬結がある
4	●紅斑または腫脹、あるいは双方を伴う刺入部の疼痛がある ●静脈に沿った 2.5cm 以上の触知可能な索条硬結がある ●排膿がある

Infusion Nurses Society（INS）Policies and Procedures for Infusion Nursing, 4th ed, 2011.

図2　「臨床的に必要な交換」を行うためのケア

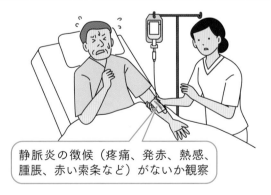

静脈炎の徴候（疼痛、発赤、熱感、腫脹、赤い索条など）がないか観察

下記も重要！

✓末梢静脈カテーテル関連のサーベイランスの実施
✓常にカテーテルの必要性をアセスメント

文献

1 ）O'Grady NP, Alexander M, Burns LA, et al. Guidelines for the prevention of intravascular catheter-related infections. *Am J Infect Control* 2011；39：S1-S34.
2 ）日本静脈経腸栄養学会編集：静脈経腸栄養ガイドライン 第3版. 照林社, 東京, 2013.
3 ）Webster J, Osborne S, Rickard CM, et al. Clinically-indicated replacement versus routine replacement of peripheral venous catheters. *Cochrane Database Syst Rev* 2019；1(1)：CD007798.
4 ）Rickard CM, Webster J, Wallis MC, et al. Routine versus clinically indicated replacement of peripheral intravenous catheters: a randomised controlled equivalence trial. *Lancet* 2012；380(9847)：1066-1074.
5 ）武田由美, 網中眞由美, 坂木晴世, 他：末梢静脈カテーテル管理におけるイベント交換の費用最小化分析. 日環境感染会誌 2016；31(1)：17-23.

外科

15 輸液が6日を超える場合、中心静脈カテーテルはPICCが推奨される

目的・場面に応じて血管内カテーテルは使い分けが必要

　薬剤の静脈内投与、栄養補給のため、日常的に静脈内注射が行われています。臨床で主に用いられているのは末梢静脈カテーテル（peripheral venous catheter：PVC）、末梢挿入型中心静脈カテーテル（PICC）、中心静脈カテーテル（central venous catheter：CVC）ですが、これらは目的や場面によって使い分ける必要があります。

　PVCは比較的容易に挿入が可能で侵襲性も低いため、臨床では多く使用されています。刺し替えをくり返し、1～2か月間留置していることも少なくありません。しかし、ガイドライン❶では**PVCの治療期間の上限は1週間を目安**としています[1]。CDCのガイドライン❷では、輸液期間が6日を超えるときはPVCではなく、PICCを使用することが提案されています[2]。

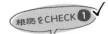
根拠をCHECK❶

日本VADコンソーシアム：輸液カテーテル管理の実践基準−輸液治療の穿刺部位・デバイス選択とカテーテル管理ガイドライン−（2016）

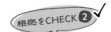
根拠をCHECK❷

CDC：血管カテーテル関連感染予防のためのガイドライン（2011）

PICCは挿入時の合併症や血流感染のリスクが少ない

　PICCは高浸透圧輸液や高カロリー輸液、昇圧薬、抗がん薬の投与が安全に行えるカテーテル❸です。CVCと比較して誤穿刺などによる挿入時の合併症が少なく、安全に留置することができ[3]、挿入後の血流感染率は低い、または同程度とされています[2][4]。そのため、**6日を超える長期の輸液が必要な場合、まずはCVC挿入ではなく、より安全性の高いPICCの挿入を検討することが望ましい**と考えます（表1）。

　一方で、PICCではシャント血管候補となる上肢血管や鎖骨下静脈の血栓症のリスクが増加するため、透析のためのシャント造設の可能性が高い、あるいは造設されている患者に対しては慎重に適応を判断する必要があります[3]。

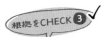
根拠をCHECK❸

PICCは上腕の末梢血管から挿入し、カテーテル先端が上大静脈に位置するため。

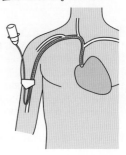

いずれの血管内カテーテルも適切な管理をしなければ感染や血栓症などの合併症のリスクは高くなります。挿入時のマキシマル・バリアプリコーションやカテーテルを取り扱う際の手指衛生をはじめとした標準予防策の徹底、合併症の早期発見のための綿密な観察などの感染対策が不可欠です[2]。

（増谷　瞳）

表1　PICC のメリット

PICC の PVC に対するメリット	●トラブルがなければ留置後の交換が不要で**交換頻度が少ない**
	●抗がん薬や昇圧薬などの**血管外漏出・静脈炎のリスクが低く**、抗がん薬や昇圧薬などが安全に投与できる
	●刺入部は末梢血管だが、**カテーテル先端が中心静脈に位置しており**、高浸透圧輸液・高カロリー輸液を安全に行える
PICC の CVC に対するメリット	●**カテーテル関連血流感染（catheter related blood stream infection：CRBSI）の発生が少ない**、または同程度
	●血胸、気胸、頸動脈穿刺などの**穿刺時の合併症の恐れがない**

文献

1）日本 VAD コンソーシアム編：輸液カテーテル管理の実践基準 - 輸液治療の穿刺部位・デバイス選択とカテーテル管理ガイドライン -. 南山堂，東京，2016.

2）O'Grady NP, Alexander M, Burns LA, et al. Guidelines for the prevention of intravascular catheter-related infections. *Am J Infect Control* 2011；39(4 Suppl 1)：S1-34.

3）柏木克仁，佐々木陽典：特集 ホスピタリストに必要な手技 ライン確保 9．意外と難しい PICC-CVC とは異なるポイントやコツをつかむ！ -. Hospitalist 2020；8(3)：451-459.

4）Chopra V, O'Horo JC, Rogers MAM, et al. The risk of bloodstream infection associated with peripherally inserted central catheters compared with central venous catheters in adults: a systematic review and meta-analysis. *Infect Control Hosp Epidemiol* 2013；34(9)：908-918.

16 CV刺入部の消毒はクロルヘキシジンを用いたほうがCRBSIを減少させる

ポビドンヨードよりも推奨される

末梢静脈カテーテルに比べて中心静脈カテーテル挿入によるカテーテル関連血流感染（CRBSI）は、特に頻度が高く、重篤な合併症の原因となります。したがって、カテーテルの挿入前やドレッシング交換時の適切な皮膚消毒がきわめて重要です。

以前は、ポビドンヨードを用いた中心静脈カテーテル挿入部の消毒が一般的でしたが、近年ではクロルヘキシジンを第一選択として使用する施設が増えています。

2011年にCDCが公表したガイドライン❶において、末梢動脈カテーテルや中心静脈カテーテルの挿入前およびドレッシング交換時の皮膚消毒の際に、**クロルヘキシジン濃度0.5％以上のアルコール製剤を使用することが高く推奨されました**[1]。

カテーテル挿入前に皮膚消毒に2％クロルヘキシジンを使用すると、5％ポビドンヨードを使用した場合に比べてCRBSIのリスクは85％低下することが報告されています[2]。また、皮膚消毒に0.5％クロルヘキシジンを使用すると、10％ポビドンヨードを使用した場合に比べて、カテーテルの菌汚染リスクが67％低下することが報告されています[3]。

ポビドンヨードの十分な殺菌効果を得るには、塗布してから2分間以上自然乾燥するまで待つ必要があります。一方で、クロルヘキシジンは30秒で殺菌効果が得られるため、感染予防への効果のみならず即効性においても利点があるといえます。

（浅川翔子）

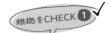

根拠をCHECK❶

CDC：血管カテーテル関連感染予防のためのガイドライン（2011）

クロルヘキシジン含有アルコール製剤の一例

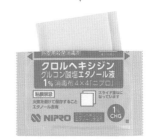

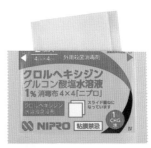

▶1％クロルヘキシジン消毒布
（画像提供：ニプロ株式会社）

文献

1）Centers for Disease Control and Prevention: Guidelines for the Prevention of Intravascular Catheter-Related Infections, 2011. https://www.cdc.gov/infectioncontrol/pdf/guidelines/bsi-guidelines-H.pdf（2022.9.10. アクセス）

2）Mimoz O, Lucet JC, Kerforne T, et al. Skin antisepsis with chlorhexidine-alcohol versus povidone iodine-alcohol, with and without skin scrubbing, for prevention of intravascular-catheter-related infection (CLEAN): an open-label, multicentre, randomised, controlled, two-by-two factorial trial. *Lancet* 2015；386(10008)：2069-2077.

3）Yasuda H, Sanui M, Abe T, et al. Comparison of the efficacy of three topical antiseptic solutions for the prevention of catheter colonization: a multicenter randomized controlled study. *Crit Care* 2017；21(1)：320.

外科

17 経鼻胃管の自己抜去予防に抑制帯は十分な効果がない

ICU では経鼻胃管の自己抜去が最多

集中治療室（intensive care unit：ICU）で自己／事故抜去されたカテーテル・チューブ類のうち、**最も多いのは経鼻胃管❶**であることが報告されています[1) 2)]。また自己／事故抜去には、患者が自ら手でつかんで抜去する、自発的な体動により抜去される、医療者による不適切な取り扱いによって生じる、固定が不十分なことにより固定位置が変わる、などさまざまな要因があるなかで、**自己抜去が最も多いこと**も示されています[1)]。❷

経鼻胃管の抜去予防にエビデンスはない

経鼻胃管の抜去予防として、ミトンなどの抑制帯を使用することが最も一般的ですが、**身体拘束がカテーテル・チューブ類の抜去予防に効果的かどうかについては明らかになっていません**[1) 3)]。

経鼻胃管の抜去予防策に関する研究は少なく、海外の研究によると固定テープの比較や nasal bridge という鼻中隔に固定する道具を用いた方法の研究が行われていますが、いずれも十分なエビデンスは明らかになっていません[4)]。日本でも施設によっては経鼻胃管の自己抜去を予防するためのテープ固定方法の工夫に関する報告[5) 6)]がありますが、いまだ十分なエビデンスが得られるまでの研究が行われていないのが現状です。

ただし、身体拘束を行ってもチューブ類の自己抜去予防としては不十分であること、そして自ら手でつかんで抜去するという方法が多くを占めていることが明らかであることから、経鼻胃管を固定する際は**必要以上にルートのたわみをつくらないなど、自ら引っ張ってしまうリスクを念頭に置いた固定方法を行い、さらにミトンなど抑制帯をすれば安心、と考えずに**予防策を行う必要があります（図1）。

（木村理加）

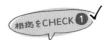

根拠をCHECK ❶

カテーテル・チューブ類の装着日数を考慮して 1,000 device-days を算出し、同じ基準で比較すると、経鼻胃管の抜去率が最も高い[1) 2)]。❷

根拠をCHECK ❷

患者自身の手でつかんで抜去することが 80％以上[1)]。

図1　経鼻胃管の自己抜去を予防する工夫

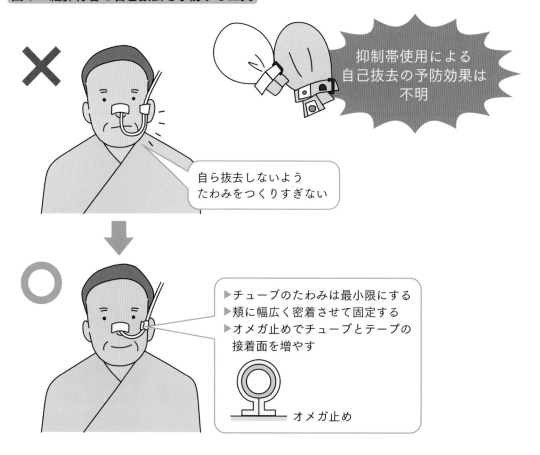

×

抑制帯使用による
自己抜去の予防効果は
不明

自ら抜去しないよう
たわみをつくりすぎない

○

▶チューブのたわみは最小限にする
▶頬に幅広く密着させて固定する
▶オメガ止めでチューブとテープの
　接着面を増やす

オメガ止め

文献

1）Galazzi A, Adamini I, Consonni D, et al. Accidental removal of devices in intensive care unit: An eight-year observational study. *Intensive Crit Care Nurs* 2019；54：34-38.

2）Carrión MI, Ayuso D, Marcos M, et al. Accidental removal of endotracheal and nasogastric tubes and intravascular catheters. *Crit Care Med* 2000；28(1)：63-66.

3）Chang T, du Plessis A. Neurodiagnostic techniques in neonatal critical care. *Curr Neurol Neurosci Rep* 2012；12(2)：145-152.

4）Brugnolli A, Ambrosi E, Canzan F, et al. Securing of naso-gastric tubes in adult patients: a review. *Int J Nurs Stud* 2014；51(6)：943-950.

5）海津久美子，大岩絵美，川村綾子，他：経鼻胃管固定方法の考案とその効果 - インシデント削減に向けた取り組み -．新潟がんセンター病看研 2018；3-7.

6）山本由利子，松浦信子，小林和世，他：経鼻胃管チューブの固定方法に関する臨床的検討 固定方法とテープの種類に注目して．医療安全 2010；7(3)：66.

Part 3

内科

日進月歩のがん医療、がん治療を支える支持療法の分野においても、安全で安楽なケアのためにエビデンスが重要視されています。対象となる患者さんの特性から臨床研究が難しいといわれてきた終末期ケア、EOL ケアの分野でも、質の高い臨床研究に基づいたエビデンスの構築が進んでいます。

これまで慣習的に行われてきた医療・ケアのなかには、根拠が裏づけられたものがある一方で、エビデンスがはっきりしないと結論づけられたケアもあります。

Part 3 では、内科系病棟でかかわることの多いがんをはじめとする疾患・緩和ケア・EOL ケアを中心に、明日から活かせるケアのエビデンスを取り上げています。

Part 3 内科

1 乳がん術後、患側での血圧測定、採血、注射は禁忌ではない

▶ リンパ浮腫の発症との関連が見直された

これまで、リンパ浮腫の発症を予防する目的で、乳がんの手術を受けた患側の腕での血圧測定、採血、注射は禁忌といわれてきました。

しかし近年、米国で行われた大規模な研究[1) 2)]で、上記のいずれも**術後リンパ浮腫の発症とは関連しないことが示されました**。一方で、肥満（BMI > 25）、蜂窩織炎の既往がリンパ浮腫の関連因子として明らかになりました（図1）。また、腋窩リンパ節郭清や術後の放射線照射は、リンパ浮腫の関連因子として以前から指摘されています。

この結果から、患側での血圧測定や採血、注射は禁忌ではなく、それよりも**体重を適切にコントロールし、皮膚の清潔を心がけて感染予防に気をつけることがリンパ浮腫の予防には大切である**といえるでしょう。

患者のためのガイドライン[3)] 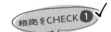 には、「手術をした側の腕には鍼・灸や、強い力でのマッサージ、また美容目的のリンパドレナージやマッサージは絶対に行わないようにしましょう。また、採血や血圧

根拠をCHECK❶ ✓
日本乳癌学会：患者さんのための乳がんガイドライン（2019）

図1　乳がん術後のリンパ浮腫を防ぐポイント

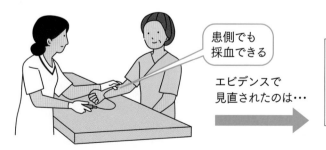

患側でも採血できる

エビデンスで見直されたのは…

下記はリスクとなるため、注意する
▶肥満（BMI>25）
▶蜂窩織炎

測定は行っても構いませんが、点滴や注射は今のところ安全性の確証がないのでやめておいたほうがよいです」と記載されています。

現在のエビデンスでは、**乳がん術後の患側での血圧測定、採血や注射は禁忌ではありません**。ただ、10年以上前に手術を受けた乳がんサバイバーなどは、手術を受けた腕での血圧測定や採血はしないように指導を受け、今日までそれを忠実に守っている人もいます。そのような、患者自身が後遺症を防ぐために主体的に行う行動は患者にとって意味のあることです。

科学的に何が正しいかを理解したうえで、患者の意向を尊重した医療行為やケアを行っていけるとよいでしょう。

（麻生咲子）

COLUMN

患者のもつ力（＝患者力）を引き出す！

個人が生命や健康、安寧を保つために自身で行う活動が"セルフケア"です。
誰もがセルフケアの力をもっています。慢性疾患の増加や治療の多様化を背景に、患者の治療参画がより重要となっている今、医療者には、患者のもつ力を引き出し、能動的に自分の治療やケアにかかわるようはたらきかけること（＝ patient empowerment）が求められています。
そのためには、患者との良好なコミュニケーションに基づいた情報提供と意思決定支援とともに、患者のセルフケアを肯定しながら"患者力"を高めていく姿勢がとても大切です。

文献

1）Ferguson CM, Swaroop MN, Horick N, et al. Impact of ipsilateral blood draws, injections, blood pressure measurements, and air travel on the risk of lymphedema for patients treated for breast cancer. *J Clin Oncol* 2016；34(7)：691.
2）Asdourian MS, Swaroop MN, Sayegh HE, et al. Association between precautionary behaviors and breast cancer–related lymphedema in patients undergoing bilateral surgery. *J Clin Oncol* 2017；35(35)：3934.
3）日本乳癌学会編：患者さんのための乳癌ガイドライン 2019 年版 第 6 版. 金原出版, 東京, 2019.

内科

2 抗がん薬による悪心・嘔吐はリスクに応じた制吐薬の投与で予防できる

抗がん薬の催吐リスクに応じて対応する

悪心・嘔吐は抗がん薬（細胞障害性抗がん薬）の代表的な副作用で、患者にとって苦痛な症状です。以前に比べて現在では、**使用される抗がん薬の催吐性リスクに応じて標準化された制吐薬を用いることで、悪心・嘔吐を予防・軽減できる**ようになっています。

ガイドライン[1] 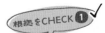 では、抗がん薬を悪心の出やすさによって高度催吐性（悪心・嘔吐の出現頻度が90％以上）、中等度催吐性（出現頻度30 ～ 90％）、軽度催吐性（出現頻度10 ～ 30％）、最小度催吐性（出現頻度10％以下）の4つに分類し、リスクに応じた制吐薬の使用が推奨されています（表1、表2）。予防投与を行っても出現する突発性悪心・嘔吐に対しては表3に示す制吐薬が用いられます。

抗がん薬の催吐性リスクに応じた制吐療法が行われているかを確認し、環境と食事の調整および、それらに対する患者教育、心理面でのケアなどを合わせて総合的に症状をマネジメントしていくことが大切です。

（麻生咲子）

根拠をCHECK ❶ ✓

日本癌治療学会：制吐薬適正使用ガイドライン第2版（2015）

TOPICS

オランザピンが抗がん薬による悪心・嘔吐の新たなキードラッグに

近年、高度催吐性リスクの抗がん薬に対し、上記の制吐薬にオランザピンを追加することで、さらに13％悪心・嘔吐を改善することができるという結果が報告され[1]、標準的に用いられるようになっています。

オランザピンは多受容体作用向精神病薬に分類され、消化管やCTZに存在する5-HT₃受容体、CTZに存在するドパミンD₂受容体、ヒスタミンH₁受容体など複数の受容体に作用します。制吐薬の予防投与で悪心がコントロールできない症例にも有効であるとされています。ただし、高血糖をきたすリスクから、糖尿病の既往がある患者には禁忌であることに注意が必要です。

文献

1 ）Hashimoto H, Abe M, Tokuyama O, et al. Olanzapine 5mg plus standard antiemetic therapy for the prevention of chemotherapy-induced nausea and vomiting (J-FORCE): a multicentre, randomised, double-blind, placebo-controlled, phase 3 trial. Lancet Oncol 2020；21(2)：242-249.

表1 催吐性リスクに応じた制吐療法

	急性悪心・嘔吐	遅発性悪心・嘔吐			
	1日目（抗がん薬投与前）	2日目	3日目	4日目	5日目
高度催吐性リスク（AC療法、EC療法、シスプラチン、高用量シクロホスファミドなど）					
▶NK-1受容体拮抗薬 ホスアプレピタント（mg、静注）または アプレピタント（mg、内服）	💉150 ⊘125	⊘80	⊘80		
▶5-HT₃受容体拮抗薬	○				
▶デキサメタゾン（mg）	💉9.9	◎8	◎8	◎8	
▶オランザピン*	◎	◎	◎	◎	(◎)
中等度催吐性リスク（イリノテカン、オキサリプラチン、カルボプラチン、ドキソルビシンなど）					
▶5-HT₃受容体拮抗薬	○				
▶デキサメタゾン（mg）	💉4.95 (3.3)	◎4	◎4		
軽度催吐性リスク（エトポシド、ドセタキセル、ゲムシタビン、パクリタキセルなど）					
▶デキサメタゾン（mg）	💉6.6 (3.3)				
最小度催吐性リスク（セツキシマブ、トラスツズマブ、ニボルマブ、ラムシルマブ、リツキシマブなど）					
通常、予防的な制吐薬の投与は推奨されない					

（アプレピタントを使用しない場合は13.2～16.5mg）

＊高催吐性リスク抗がん薬に対するオランザピンの使用は、2017年よりASCOのガイドライン[2]で投与が推奨され、わが国でも普及してきている（→p.58 TOPICS参照）

日本癌治療学会編：治療ダイアグラム．制吐薬適正使用ガイドライン2015年10月 第2版 一部改訂版ver2.2, 2018.
http://www.jsco-cpg.jp/item/29/diagram.html（2022.9.10. アクセス）より一部改変のうえ転載

表2 制吐薬の種類と作用機序

5-HT₃受容体拮抗薬：グラニセトロン、パロノセトロンなど

消化管や延髄の化学受容器引金帯（CTZ）に存在する5-HT₃受容体に作用し、主に急性の悪心・嘔吐を予防する

NK₁受容体拮抗薬：アプレピタント、ホスアプレピタント

CTZや嘔吐中枢にあるニューロキニン（NK₁）受容体に作用し、急性および遅発性の悪心・嘔吐を予防する

ステロイド

じつは作用機序は明らかとなっていないが、20年以上前から遅発性の悪心・嘔吐に効果があることが証明されており今日でも用いられている

表3 突発性悪心・嘔吐に用いられる代表的な制吐薬の種類と作用機序

ドパミンD₂受容体拮抗薬（消化管運動改善薬）：メトクロプラミド、ドンペリドン

消化管やCTZに存在するドパミンD₂受容体に作用する
（消化管運動改善作用があり、薬物療法や放射線療法が原因ではないがん患者の悪心・嘔吐にも使用される）

ドパミンD₂受容体拮抗薬（定型抗精神病薬）：プロクロルペラジン、ハロペリドール

主にCTZに存在するドパミンD₂受容体に作用する

ベンゾジアゼピン系抗不安薬：ロラゼパム、アルプラゾラム

予期性悪心・嘔吐への効果も証明されている

文献

1）日本癌治療学会編：制吐薬適正使用ガイドライン2015年10月（第2版）一部改訂版ver.2.2, 2018.
http://www.jsco-cpg.jp/guideline/29.html（2022.9.10. アクセス）

2）Hesketh P, Kris M, Basch E, et al. Antiemetics: American Society of Clinical Oncology clinical practice guideline update. *J Clin Oncol* 2017；35(28)：3240-3261.

3

内科

Part 3

内科

3 抗がん薬の外装や投与後に体液・排泄物に触れるときは曝露対策が必要

抗がん薬曝露による毒性が明らかになった

がん薬物療法で使用される薬剤の多くは、職業的曝露によって健康被害をもたらすことが知られている、または疑われている薬剤（hazardous drug：HD）です[1]。**HDに曝露した医療者はがんの発生率が高いこと、催奇形性・発生毒性・生殖毒性が認められることが明らかになってきました**[2]。❶ 2004年には米国国立労働安全衛生研究所（NIOSH）から NIOSHアラート❷が公表され、日本においてもガイドライン[3] ❸が発行されました。

がん薬物療法を用いることで、患者自身は治療効果が得られますが、薬剤の準備や投与、患者の排泄物を処理する医療者や介護者の安全性の問題も考えなくてはなりません。HDを取り扱う医療者には身体への影響が考えられます。❹ **HDを投与されている患者の体液や排泄物の処理時、薬剤の外装に触れる際は一重の手袋・ガウンを着用し、体液や排泄物の飛散が考えられる際にはゴーグルの使用が推奨されています**[3]。手袋やガウンなどの個人防護具（PPE）を外す際は、表面が薬剤に汚染されている可能性を考え、表面に触れないよう中表（なかおもて）にして脱ぐ方法が挙げられています[3]。

適切な曝露対策・管理を行うことで、実際に薬剤の飛散が減少することが報告されています。がん薬物療法にかかわる1人1人が、薬剤の特徴や曝露対策に関する知識をもち、環境汚染を含め手順を決めて対応することが勧められています[3]。

（逢阪美里）

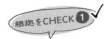
根拠をCHECK❶

欧米では1980年代より、医療現場における抗がん薬の職業曝露による健康被害に関する報告がされるようになった。

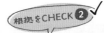
根拠をCHECK❷

NIOSH：保健医療現場における抗腫瘍薬およびその他の危険な医薬品への職業性ばく露の防止に関する指針（2004）

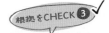
根拠をCHECK❸

日本がん看護学会，他：がん薬物療法における職業性曝露対策ガイドライン（2019）

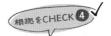
根拠をCHECK❹

HDに曝露する機会として薬剤の受領、調製、運搬、投与管理、廃棄、清掃、排泄物の取り扱い時が挙げられている[3]。

文献

1）The National Institute for Occupational Safety and Health. Preventing Occupational Exposures to Antineoplastic and Other Hazardous Drugs in Health Care Settings.
https://www.cdc.gov/niosh/docs/2004-165/pdfs/2004-165.pdf?id=10.26616/NIOSHPUB2004165（2022.9.10. アクセス）

2）Yoshida J, Kosaka H, Tomioka K, et al. Genotoxic risks to nurses from contamination of the work environment with antineoplastic drugs in Japan. *J Occup Health* 2006；48(6)：517-522.

3）日本がん看護学会，日本臨床腫瘍学会，日本臨床腫瘍薬学会編：がん薬物療法における職業性曝露対策ガイドライン2019年版. 金原出版，東京，2019.

4 抗がん薬を投与（内服）している患者の家族にも曝露対策を指導する

外来治療が増えて、曝露対策の対象も広がった

　現在、外来で点滴や経口薬によるがん薬物療法を受ける患者も増えています。通院治療を受けることで、日々の生活を送りながら治療ができるというメリットが患者にはありますが、患者とともに家で生活している**家族や介護者が排泄物に触れる際に、抗がん薬に曝露する機会も増えました。**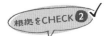そのため、排泄物に含まれる抗がん薬に継続的に曝露することで、家族や介護者の健康被害が考えられます。

　がん薬物療法における曝露対策に関するガイドライン[2] では、家庭における抗がん薬の曝露経路として表1の3点が挙げられています。そのため、がん薬物療法を受ける患者の家族や訪問看護師、介護者など在宅ケアにかかわる医療者は、**あらかじめ取り扱いの指導を受けた人がケアを行い、汚染物を取り扱うときには手袋を使用する**など、適切な防護具の使用を説明します。

　経口抗がん薬の内服はできるだけ患者自身が行い、薬剤に直接触れた際には石けんと流水で手を洗うことや、錠剤やカプセルを粉砕しないよう説明が必要です。

（逢阪美里）

根拠をCHECK① ✓

抗がん薬の投与を受けた患者の尿や便、唾液、汗、血液などの排泄物には抗がん薬が含まれ、特に排泄量の多い尿は抗がん薬が多く含まれるとされる[1]

→ p.60 。

根拠をCHECK② ✓

日本がん看護学会，他：がん薬物療法における職業性曝露対策ガイドライン（2019）

表1　家庭における抗がん薬の曝露経路

❶皮膚・目から	▶経口抗がん薬の錠剤やカプセルに触れる ▶体液や排泄物に触れる
❷口から	▶薬剤に曝露した手で食物を持つ、摂取する
❸気道から	▶携帯用ポンプなどから漏れてエアロゾル化した抗がん薬を吸入する

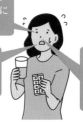

❶皮膚・目から
（皮膚や目に触れるとき）

❷口から
（曝露した手で摂取するとき）

❸気道から
（エアロゾル化した薬剤を吸い込むとき）

文献
1）森本茂文，藤井千賀，吉田仁，他：抗がん薬の安全取り扱いに関する指針作成のための医療機関における排泄物による汚染実態調査．日病薬師会誌 2012；48(11)：1339-1343.
2）日本がん看護学会，日本臨床腫瘍学会，日本臨床腫瘍薬学会編：がん薬物療法における職業性曝露対策ガイドライン2019年版．金原出版，東京，2019.

5 がん患者は抑うつ気分を抱えている

適応障害、うつ病の可能性を考慮して見きわめる

　がん罹患は衝撃的なできごとであり、患者は心身の苦痛だけでなく、仕事や家庭などの生活や人生の問題にも直面し、ストレスフルな状況におかれます。❶しかし通常は、混乱、不安、落ち込みを経験したり、怒り、否認、取引などの防衛機制をはたらかせたりしながら、約2週間程度で新たな現実に適応していきます（図1）。ストレスを低減し、対処能力を高める支援が、適応を促進します（表1）。

　しかし、不安や抑うつが重症化、長期化して、生活に支障をきたしている場合には、適応障害やうつ病の可能性を考慮する必要があります。海外の早期乳がん患者を対象とした調査では、初期診断や再発後の数年はより精神的支援を要することが指摘されています[2]。❷❸また、わが国の調査でも、がん診断後1年以内の患者の自殺リスクは、一般人口の24倍にも及んでいることが明らかになっています[3]。自殺予防の観点からも、特に診断後1年以内の時期は、うつ病や適応障害の予防・早期発見・対処をめざした精神的ケアの充実が望まれます。

　看護師はアセスメントを継続し、精神の専門家による介入の必要性を見きわめていくことが大切です。うつ病や適応障害のスクリーニングツールとして、「つらさと支障の寒暖計」（図2）などの有用性も報告されており、効果的な活用が望まれます。

　また2014年から一定の研修を修了した看護師による、がん患者への心理的支援・不安軽減を目的とした面談に対して、「がん患者指導管理料□」が診療報酬として算定可能となる[4]など、看護師による心理的支援が評価されるようになっています。

（岩田多加子）

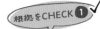

根拠をCHECK ❶

がん患者のうち20～52％に何らかの心理社会的苦痛・精神医学的問題が認められる[1]。

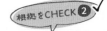

根拠をCHECK ❷

がん患者の抗不安薬、抗うつ薬の使用率は、一般人口の2倍[1]。

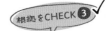

根拠をCHECK ❸

不安や抑うつを呈する患者の割合は、診断後1年で50％、2～4年で25％、5年で15％、また再発した場合、その3か月後では45％と報告された[2]。

図1　ストレスへの心の反応

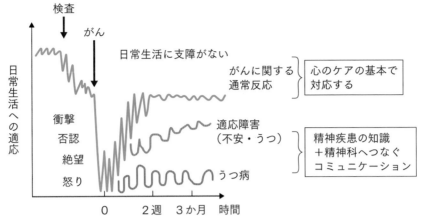

内富庸介：がんに対する通常の心の反応．医療研修推進財団監修，小川朝生，内富庸介編，精神腫瘍学ポケットガイド これだけは知っておきたい がん医療における心のケア，創造出版，東京，2010：9. より引用

表1　ストレス過剰負荷への精神看護の原則

ストレス低減	対処能力のサポート
▶現実的問題解決 ▶痛み・症状マネジメント（緩和ケア） ▶精神症状緩和（精神科薬物療法） ▶慢性交感神経緊張状態の解除（リラクゼーション）	▶情報提供（教育） ▶共感（カウンセリング、コミュニケーション） ▶ソーシャルサポート

川名典子：がん患者のメンタルケア．南江堂，東京，2014：33. より引用

図2　つらさと支障の寒暖計

❶この1週間の気持ちのつらさを平均して、数字に○をつけてください。

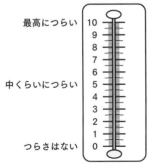

❷その気持ちのつらさのためにどの程度、日常生活に支障がありましたか？

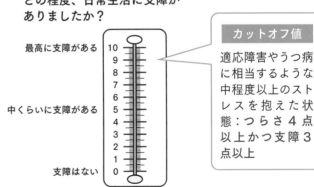

Akizuki N, Yamawaki S, Akechi T, et al. Development of an Impact Thermometer for use in combination with the Distress Thermometer as a brief screening tool for adjustment disorders and/or major depression in cancer patients. *J Pain Symptom Manage* 2005；29(1)：91-99.

文献

1）Riba MB, Donovan KA, Andersen B, et al. Distress Management, Version 3.2019, NCCN Clinical Practice Guidelines in Oncology. *J Natl Compr Canc Netw* 2019；17(10)：1229-1249.

2）Burgess C, Cornelius V, Love S, et al. Depression and anxiety in women with early breast cancer: five year observational cohort study. *BMJ* 2005；330(7493)：702.

3）Yamauchi T, Inagaki M, Yonemoto N, et al. Death by suicide and other externally caused injuries following a cancer diagnosis: the Japan Public Health Center-based Prospective Study. *Psychooncology* 2014；23(9)：1034-1041.

4）厚生労働省：平成26年度診療報酬改定の概要：がん患者指導管理の充実．
https://www.mhlw.go.jp/content/12400000/000911811.pdf（2022.9.10. アクセス）

6 「早期からの緩和ケア」は専門家に限らず、すべてのスタッフで行う

欧米の研究では専門的緩和ケアが主流

「早期からの緩和ケア」が推奨されるようになってきたのは、肺がん患者に早期から専門的緩和ケアを行い生存率が向上したというTemel ら[1]の報告❶がきっかけです。以降、進行がん患者に早期から専門的緩和ケアを行う研究が行われるようになりました。肺がん以外にも、さまざまながん種の進行がん患者に早期からの専門的緩和ケアを提供し、終末期（エンド・オブ・ライフ、end of life：EOL）の生活の質（quality of life：QOL）やケアへの満足度が介入群で有意な結果が得られたことが報告されています[2]。

また、これらの研究の看護師版も行われています。高度実践看護師が定期的に電話教育セッションを行い、家族に対しても介入した結果、家族の抑うつや介護負担の軽減の効果がありました[3]。

このような欧米における早期からの緩和ケア研究の多くは、進行がん患者全員に診断早期から緩和ケア医や緩和ケア専門の看護師による緩和ケアを提供し、定期的にフォローアップする方法をとっています。

根拠をCHECK ❶

生存率のほか、QOL や抑うつ、終末期ケアでも差がみられた。

緩和ケアの研究を日ごろの臨床に活かす

このような先行研究の結果を、臨床場面でどのように活かしたらよいでしょうか。日本と欧米の医療体制は異なるため、これらの研究結果をそのまま日本で行うのは難しいと考えられます。日本では、主治医などの主治療チームが行う緩和ケアを「一次緩和ケア」、緩和ケアチームやがんの専門看護師などが行う専門的な緩和ケアを「二次緩和ケア」と呼びます（図1）。**がんと診断されたときから一次緩和ケアと二次緩和ケアを含む医療リソース全体で患者のつらさを軽減する**ことをめざしています。

一次緩和ケアを担う看護師は、**基本的なコミュニケーションを基**

盤とし、基礎的な苦痛緩和や意思決定支援の知識と技術を身につけ、一次緩和ケアで苦痛緩和が難しい場合には専門家につなげる能力が求められます[4]（図2）。施設内や地域において専門的緩和ケアを担っている部署や施設を把握し、日ごろから連携を図ることも重要です。

（中野真理子）

図1　緩和ケアの提供体制

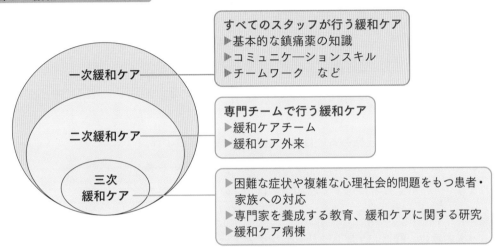

斎藤勝，千歳和哉：緩和ケア概論．青森臨産婦医会誌 2008；23(2)：18．を参考に作成

図2　一次緩和ケアを担う看護師に求められる実践能力

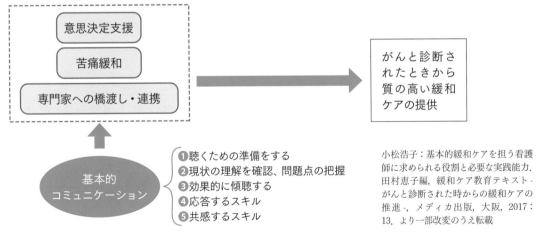

小松浩子：基本的緩和ケアを担う看護師に求められる役割と必要な実践能力．田村恵子編，緩和ケア教育テキスト - がんと診断された時からの緩和ケアの推進 -，メディカ出版，大阪，2017：13．より一部改変のうえ転載

文献

1 ）Temel JS, Greer JA, Muzikansky A, et al. Early palliative care for patients with metastatic non-small-cell lung cancer. *N Engl J Med* 2010；363(8)：733-742.

2 ）Zimmermann C, Swami N, Krzyzanowska M, et al. Early palliative care for patients with advanced cancer: a cluster-randomised controlled trial. *Lancet* 2014；383(9930)：1721-1730.

3 ）Bakitas MA, Tosteson TD, Li Z, et al. Early versus delayed initiation of concurrent palliative oncology care: Patient outcomes in the ENABLE III randomized controlled trial. *J Clin Oncol* 2015；33(13)：1438-1445.

4 ）小松浩子：基本的緩和ケアを担う看護師に求められる役割と必要な実践能力．田村恵子編，緩和ケア教育テキスト - がんと診断された時からの緩和ケアの推進 -，メディカ出版，大阪，2017：10-15.

7 病期にとらわれず 心不全患者にも 緩和ケアを行う

緩和ケア診療加算に末期心不全患者が追加された

今日の緩和ケアは、あらゆる疾患を対象に、すべての病期において身体・精神・社会・スピリチュアルの観点からニーズをアセスメントして行います。

心不全患者は、がんと同様あるいはそれ以上に予後不良および、さまざまな側面の苦痛を抱えており、緩和ケアのニーズは高いと考えられます[1]。心不全患者に対する緩和ケアは、このような苦痛の緩和と意思決定支援への介入が含まれ（図1）[1] [2]、具体的に実践されるべき内容は、❶緩和ケアスクリーニングとニーズアセスメント、❷身体的、心理社会的、スピリチュアルな苦痛の緩和、❸患者の価値観と状態を勘案したケアの目標設定・予後の話し合い、❹患者の希望に合わせた治療・ケアの実施、❺治療・ケアの場の移行と退院支援、❻医療者自身のケアとされています[3]。

2018年には、**緩和ケア診療加算に末期心不全患者が追加されるようになりました。**多職種メンバーによる支援の重要性については、各種ガイドライン❶などで唱えられていますが[1]～[3]、基本的な緩和ケアの担い手は看護師ならびに医療者1人1人です。心不全患者を中心に、多職種チームにおける互いの専門性を理解し協働しつつ、テーラーメイドでの支援を行うことが重要です。

（川原佳代）

根拠をCHECK❶

日本循環器学会, 他：急性・慢性心不全診療ガイドライン 2017年改訂版（2018）など

図1　心不全患者における緩和ケアの提供体制

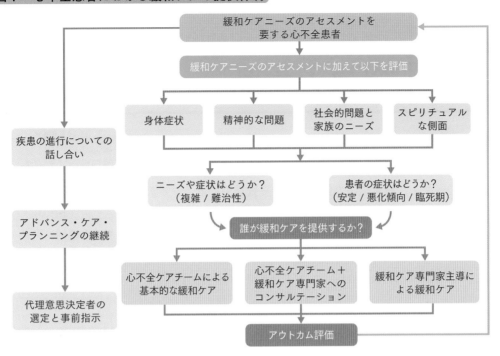

Sobanski PZ, Alt-Epping B, Currow DC, et al. Palliative care for people living with heart failure: European Association for Palliative Care Task Force expert position statement. *Cardiovasc Res* 2020；116(1)：12-27.
日本循環器学会，日本心不全学会，日本脳卒中学会，他：2021年改訂版 循環器疾患における緩和ケアについての提言.
https://www.j-circ.or.jp/cms/wp-content/uploads/2021/03/JCS2021_Anzai.pdf（2022.9.10. アクセス）より引用

TOPICS

心不全患者に対するアドバンス・ケア・プランニング（ACP）とは

アドバンス・ケア・プランニング（advance care planning：ACP）とは、患者が生きるうえで大切にしていることを尊重し、意向や価値観にそった医療・ケアを行うための患者と医療者間の話し合いのプロセスです。

心不全は予後予測が困難であり 、急変や心不全症状の急性増悪の可能性があることから、終末期に意思決定ができなくなった場合に備えて、あらかじめ患者、家族あるいは代理意思決定者と医療者間で治療・ケアの目標を話し合うことが大切です。病期の早い段階、あるいは治療のターニングポイントなどのタイミングで、話し合いを進めていきましょう。

文献

1）Sobanski PZ, Alt-Epping B, Currow DC, et al. Palliative care for people living with heart failure: European Association for Palliative Care Task Force expert position statement. *Cardiovasc Res* 2020；116(1)：12-27.

2）Kavalieratos D, Gelfman LP, Tycon LE, et al. Palliative Care in Heart Failure: Rationale Evidence, and Future Priorities. *J Am Coll Cardiol* 2017；70(15)：1919-1930.

3）日本循環器学会，日本心不全学会，日本脳卒中学会，他：2021年改訂版 循環器疾患における緩和ケアについての提言.
https://www.j-circ.or.jp/cms/wp-content/uploads/2021/03/JCS2021_Anzai.pdf（2022.9.10. アクセス）

内科

8 終末期がん患者の 呼吸困難の緩和に 送風が有効

呼吸困難❶はがんの種類にかかわらず終末期のがん患者の多くが経験する症状で、傍でみている家族にもつらいものです。肺そのものに病変がなくても、感染や体力低下による呼吸筋力の低下などが呼吸困難を引き起こすといわれています。

呼吸困難の治療にはモルヒネが用いられる

酸素飽和度の低下を伴う呼吸困難、喀痰の貯留、気道狭窄や胸腹水の貯留など、対処可能な原因がある場合には、まずそれらへの対応が必要です。そのような要因も見当たらず、酸素飽和度も保たれているのに「息苦しい」と訴える患者にしばしば出会います。

現在、呼吸困難にエビデンスのある治療薬はモルヒネです。モルヒネは**呼吸筋の活動性を落ち着かせる作用があるため、頻呼吸を伴う呼吸困難がモルヒネのよい適応である**といわれています。

看護ケアで根拠があるのは「送風」

看護ケアとして簡便かつ呼吸困難緩和への有効性が示されているものに「送風」（図1）があります。ベッドレストの状態にあるがん患者を対象に、家庭にもある扇風機を用いて、患者が心地よいと感じる風量で顔に風を5分間当てた場合で、足に向かって同じく5分間風を当てた患者と比べて呼吸困難が改善することを証明した研究があります[2]。慢性閉塞性肺疾患（chronic obstructive pulmonary disease：COPD）の患者に対しても同様の試験を行い、有用性が示されています[3]。

顔に風を感じることは、呼吸困難の緩和に効果があるといえます。日本緩和医療学会のガイドライン❷でも、**呼吸困難のある患者の環境整備を行う際に、室温を低めに設定し、扇風機やうちわなどで顔に送風するなどのケアの工夫は有効である可能性がある**[4]とされて

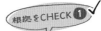

根拠をCHECK❶

呼吸困難は「主観的な呼吸の不快感」[1]と定義されるように、経験しているその人にしかわからない感覚。看護師はまず、患者の「息苦しい」という訴えをしっかりと受け止めることが大切。

根拠をCHECK❷

日本緩和医療学会：がん患者の呼吸器症状の緩和に関するガイドライン（2016）

います。

　機序については明らかになっていませんが、風の刺激や送風による温度の変化が顔面や鼻腔粘膜の神経受容器を興奮させ、その刺激が中枢に伝わることで呼吸困難の緩和につながっているのではないかといわれています。

　扇風機は安価で入手しやすく、有害事象の心配もほとんどないので、病院・在宅とさまざまな場でケアに取り入れることができます。家族でも行えるケアとして提案することで、つらそうな患者を目の前に何もできないと無力感を抱く家族のケアにもつながるでしょう。

（麻生咲子）

図1　呼吸困難に対する送風

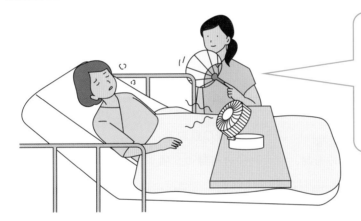

ケアのポイント
▶心地よいと感じる風量で顔に風を当てる
▶室温は低めに設定する
▶家族にうちわなどで送風してもらうことも家族ケアにつながる

文献
1）Dyspnea. mechanisms, assessment, and management: A consensus statement. American thoracic society. *Am J Respir Crit Care Med* 1999；159(1)：321-340.
2）Kako J, Morita T, Yamaguchi T, et al. Fan therapy is effective in relieving dyspnea in patients with terminally ill cancer: A parallel-arm, randomized controlled trial. *J Pain Symptom Manage* 2018；56(4)：493-500.
3）Galbraith S, Fagan P, Perkins P, et al. Does the use of a handheld fan improve chronic dyspnea? A randomized, controlled, crossover trial. *J Pain Symptom Manage* 2010；39(5)：831-838.
4）日本緩和医療学会 緩和医療ガイドライン作成委員会編：がん患者の呼吸器症状の緩和に関するガイドライン（2016年度版）．金原出版，東京，2016.
5）森田達也，白土明美：死亡直前と看取りのエビデンス．医学書院，東京，2015.

3
内科

内科

9 終末期がん患者の「あとどれくらい？」はある程度科学的に予測できる

予後を予測するツールが開発された

1990 年代後半から、終末期にあるがん患者の「あとどれくらい？」を科学的に予測するためのツールの開発が行われてきました。現在、3週間以内（週の単位）の死亡を予測するツールとして「palliative prognostic index（PPI）」[1] 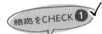 が、6週間以内（月の単位）の死亡を予測するツールとして「palliative prognostic score（PaP スコア）」[2] があります。

ツールを用いた予後予測を支援につなげる

PPI は、❶palliative performance scale（PPS）、❷経口摂取量、❸浮腫の有無、❹安静時呼吸困難の有無、❺せん妄の有無の5項目を点数化して算出します。PaP スコアは、❶臨床的な予後予測、❷Karnofsky performance scale（KPS）、❸食欲不振の有無、❹呼吸困難の有無、❺白血球数、❻リンパ球数の6項目を点数化して算出します。

PPI は採血データを必要としないため簡便で、在宅療養中の患者でも使用が可能です（表1）。PPI の評価項目の1つである PPS は、緩和ケア領域に特化した全身状態を評価するためのツールで、表2の項目に沿って評価します。左側から優先度の高い順に並べられており、左から順番にみて、患者に最もあてはまるレベルを決定します。

患者の予後をある程度予測することで、残された時間を患者と家族が有意義に過ごせるような支援につなげられるといいですね。ただし、これらのツールは、死亡前数週間で急速に身体活動が低下するがんの特徴を反映したものであり、がん患者に特化したツールであることに注意が必要です。

（麻生咲子）

根拠をCHECK ❶ ✓

PPI は日本で開発されたツールで、開発時の調査[1]では、緩和ケア病棟に入院している患者の3週間以内の予後予測の正確さ（感度・特異度）はともに80％以上であった。

表1　PPIの評価

評価方法 5項目の合計得点を算出して評価する

PPS	10〜20	4.0
	30〜50	2.5
	60以上	0
経口摂取量*	著明に減少（数口以下）	2.5
	中程度減少（減少しているが数口よりは多い）	1.0
	正常	0
浮腫	あり	1.0
	なし	0
安静時呼吸困難	あり	3.5
	なし	0
せん妄	あり（原因が薬物単独のものは含めない）	4.0
	なし	0

安静時呼吸困難・せん妄の出現は、週単位の予後を予測する重要な因子であることがわかる

PPIの解釈

合計得点	予測される予後
6.5点以上	予後21日以下の可能性が高い
3.5点以下	予後42日以上の可能性が高い

＊消化管閉塞のため高カロリー輸液を施行している場合は0点とする

聖隷三方ヶ原病院 症状緩和ガイド：Ⅶ付録 E. 予後の予測．2015．
http://www.seirei.or.jp/mikatahara/doc_kanwa/contents7/71.html（2022.9.10. アクセス）より転載

③
内科

表2　PPSの評価

評価方法 左（起居）から順番にみて、患者に最もあてはまるレベル（％）を決定する

％	起居	活動と症状	ADL	経口摂取	意識レベル
100	100％起居している	正常の活動が可能 症状なし	自立	正常	清明
90		正常の活動が可能 いくらかの症状がある			
80		いくらかの症状はあるが、努力すれば正常の活動が可能			
70	ほとんど起居している	何らかの症状があり通常の仕事や業務が困難		正常または減少	
60		明らかな症状があり趣味や家事を行うことが困難	時に介助		清明または混乱
50	ほとんど座位か横たわっている	著明な症状があり、どんな仕事もすることが困難	しばしば介助		
40	ほとんど臥床		ほとんど介助		清明または混乱または傾眠
30	常に臥床		全介助	減少	
20				数口以下	傾眠または昏睡
10				マウスケアのみ	

聖隷三方ヶ原病院 症状緩和ガイド：Ⅶ付録 E. 予後の予測．2015．
http://www.seirei.or.jp/mikatahara/doc_kanwa/contents7/71.html（2022.9.10. アクセス）より転載

文献

1）Morita T, Tsunoda J, Inoue S, et al. The Palliative Prognostic Index: a scoring system for survival prediction of terminally ill cancer patients. *Support Care Cancer* 1999；7(3)：128-133.
2）Pirovano M, Maltoni M, Nanni O, et al. A new palliative prognostic score：a first step for the staging of terminally ill cancer patients. *J. Pain Symptom Manage* 1999；17(4)：231-239.
3）聖隷三方ヶ原病院 症状緩和ガイド：Ⅶ付録 E. 予後の予測．2015．
　　http://www.seirei.or.jp/mikatahara/doc_kanwa/contents7/71.html（2022.9.10. アクセス）
4）森田達也，白土明美：死亡直前と看取りのエビデンス．医学書院，東京，2015．

内科

10 終末期の苦痛緩和を目的とした鎮静で命を縮めることはない

終末期の鎮静は生命予後に関連しない

　苦痛緩和のための鎮静とは、死期が迫った患者が耐え難い苦痛を体験しており、他のあらゆる手段を用いても緩和できないときに、症状の緩和を目的として鎮静薬を投与することです。

　"鎮静をすると命が縮まる"と考える患者・家族は少なくありません。しかしながら、呼吸抑制や呼吸停止など、鎮静薬の投与に伴う合併症はある一定の頻度で起こりますが、現在のエビデンスでは、**鎮静の有無は終末期がん患者の予後の関連要因ではありません。**

　緩和ケア病棟やホスピスへ入院、または在宅ホスピスケアを受けた終末期がん患者において、鎮静実施の有無を比較した調査では、両者に明らかな差はありませんでした[1]。**❶** ここからいえることは、**集団で比較すると、鎮静をしたからといって残された時間が短くなることはない**ということです。

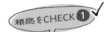
根拠をCHECK ❶

鎮静を行った 621 人と行わなかった 1,186 人のデータを比較したところ、緩和ケア病棟への入院（在宅ホスピスケアの開始）から死亡までの期間は、鎮静を行った患者では 7 ～ 36.5 日、行わなかった患者では 4 ～ 39.5 日であった[1]。

鎮静の意思決定を支える看護を行う

　鎮静が必要となるときには、がんの進行によるせん妄などの意識障害のため、患者自身は意思決定が難しく、家族が患者の意向をもとにその役割を担うことが多くあります。それは家族にとって精神的負担の大きな作業であり、代理意思決定や看取りの体験は家族の悲嘆にも影響することが明らかになっています。

　看護師は、鎮静に関する正しい知識をもち、鎮静を必要とする患者の苦しみや大切な人を看取る家族の思いを理解しようとする姿勢をもって、患者と家族の意思決定を支えていくことが必要です。

（麻生咲子）

ケアのポイント

▶鎮静をしても、残された時間が短くなることはないことを伝える

▶正しい知識をもち、患者の苦痛や家族の思いを理解して意思決定を支える

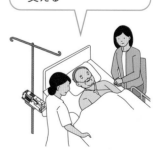

文献

1 ）Maltoni M, Scarpi E, Rosati M, et al. Palliative sedation in end-of-life care and survival: A systematic review. *J Clin Oncol* 2012；30(12)：1378-1383.

2 ）森田達也，白土明美：死亡直前と看取りのエビデンス．医学書院，東京，2015.

内科

11 予後1～2週間と考えられる終末期がん患者にルーチンで輸液を行わない

輸液が QOL 改善にはつながらない

終末期になると、消化管閉塞などの要因がなくても、多くのがん患者は悪液質の進行による食欲低下、せん妄や認知機能の低下などにより経口摂取量が低下します。日常臨床のなかで「食事が摂れなくなったから、そろそろ輸液を…」と判断することも多いですが、**終末期がん患者に行われる輸液が、患者の症状緩和や QOL の改善につながるというエビデンスは現時点ではほとんどありません**[1)2)] ❶❷。

終末期に多い苦痛症状である口渇に対しても輸液による予防・改善効果は証明されておらず、口腔ケアなどの看護ケアが最も重要であるとされています。

ケアとしての輸液が安心につながることも

一方で、終末期の輸液は医学的な意味だけをもつわけではありません。輸液を行うことに対する患者や家族の意味づけはさまざまであり、輸液を行うことで「ケアをしてもらった」という患者や家族の安心や満足につながることもあります。

ガイドライン[3)] ❸ では、消化管閉塞など器質的な要因以外で経口摂取ができず、予後が1～2週間の患者に対して、**総合的 QOL の改善を目的とした輸液は、患者・家族の意向を確認したうえで行わない**ことが推奨されていますが、**患者・家族の意向を反映し、精神面や満足度などを包括的に評価し、個別に対応していく必要がある**とされています。

（麻生咲子）

終末期がん患者に対して1,000mL／日の輸液を行った群と 100mL／日の輸液を行った群を比較した試験では、倦怠感、意識レベル低下などの脱水症状、また患者の QOL や生命予後は輸液をした群としなかった群で差がみられなかった[1)]。

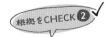

1,000mL を超える輸液により、逆に浮腫や腹水が有意に増加したというデータもある[2)]。

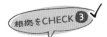

日本緩和医療学会：終末期がん患者の輸液療法に関するガイドライン（2013）

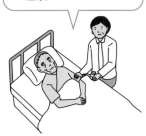

"食べられなくなったら輸液" ではない

文献

1）Bruera E, Hui D, Dalal S, et al. Parenteral hydration in patients with advanced cancer: a multicenter, double-blind, placebo-controlled randomized trial. *J Clin Oncol* 2013；31(1)：111-118.

2）Morita T, Hyodo I, Yoshimi T, et al. Association between hydration volume and symptoms in terminally ill cancer patients with abdominal malignancies. *Ann Oncol* 2005；16(4)：640-647.

3）日本緩和医療学会緩和医療ガイドライン委員会編：終末期がん患者の輸液療法に関するガイドライン 2013年版. 金原出版, 東京, 2013.

3 内科

12 エンゼルケアにおける ルーチンでの詰め物は 不要

詰め物の処置が見直されている

エンゼルケアで鼻や口に綿花を詰める目的の１つに、口や鼻からの漏液や悪臭を防止することがあります。しかし、近年では**綿花による詰め物は見直されています**。エンゼルケア後のご遺体の状況を調査した結果では、漏液防止のための詰め物の処置が行われていない事例もありましたが、ほとんどの人には漏液が生じていませんでした[1]。❶ また、耳の周囲の汚れや耳垢をきれいに清拭して取り除くケアを行えば、基本的に耳に綿を詰める必要はないといわれています[1]。❷

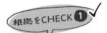

鼻や口から漏液を生じていない人は全例の 92.1 %[1]。

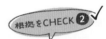

耳からの漏液がみられたのは 1,508 例中２名[1]。

漏液の可能性をふまえた処置を行う

詰め物を基本的に行わないとした施設の葬祭業者への調査[2]では、詰め物をしなくても多量の漏液は少ないという結果でした。❸ また、伊藤[3]は口や鼻からの漏液、脱糞は５％程度にみられ、適切なケアで３％以下にできると述べています。

ただし、漏液が起こる場合もあり、あらかじめ漏液の可能性が高いと判断された場合（表１）には漏液防止の対応も必要となります。体液や血液が漏出する原因はさまざまですが、体内の腐敗によって引き起こされるのが主な原因であり[3]、死後４時間以内に冷却を行うことが死後硬直を遅らせ腐敗に対する処置として有効といわれます➡p.194。

このように、**漏液防止のための詰め物はルーチンで行う必要はありません**。しかし、家族が詰め物を習俗としてとらえている場合にはその意向に従うほうが望ましいと考えます。また、漏液が多いことが予測される場合には詰め物を行ったほうがよい場合もあります。患者の状態や家族の心情に合わせてケースバイケースで考えることも必要となります。

そのほか、エンゼルケア時の留意点を図１に示します。

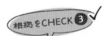

鼻腔、口腔からの漏液が多量にあった人は 1.5 〜 2.9 %（少しあった人も含めると 17.6 〜 17.7 %）、肛門からの漏れが少しあった人が 7.4 %[2]。

（中野真理子）

表1　漏液が起こりやすい状況

> ▶敗血症や重篤な感染症などで**高体温が持続**し死亡した場合
>
> ▶**肥満傾向**の患者
>
> ▶（多量補液などにより）**著しく浮腫**を生じている患者
>
> ▶肺水腫などで**肺に水**を含んだ患者
>
> ▶**腹水が多量**に腹腔に貯留することで横隔膜が圧迫されて、肺や胃の内容物が口や鼻から露出してくる場合
>
> ▶**腹水や胸水が溜まっている大柄**の患者（肺や胃の内容物が自分の体重による圧力で漏出）
>
> ▶**抗血栓薬**を使用していた患者（鼻や口からの出血に限らない）

上野宗則編著：エンゼルケアのエビデンス!?-死に立ち会うとき，できること-．素敬SOKEIパブリッシング，山口，2011：59．より引用

図1　エンゼルケア時の留意点

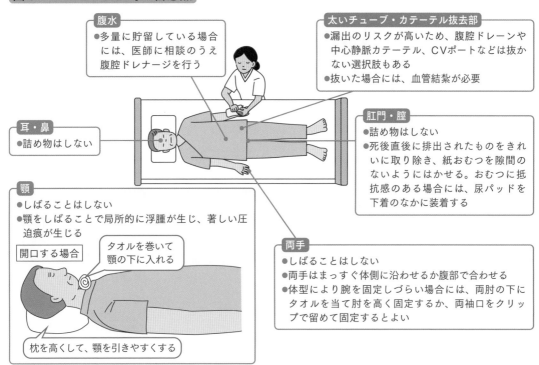

文献

1）上野宗則編著：エンゼルケアのエビデンス!?-死に立ち会うとき，できること-．素敬SOKEIパブリッシング，山口，2011：50-74．

2）平井陽子，香河洋子，村上一枝：エンゼルケア後の身体状況変化の実態調査-エンゼルケア変更後3か月間の中間報告-．鳥取赤十字病医誌 2009；18：13-16．

3）伊藤茂："死後の処置に活かす"ご遺体の変化と管理．照林社，東京，2009：90-91．

13 抗菌薬の「不必要」「不適切」な使用はしない

適切な抗菌薬の使用で薬剤耐性を防ぐ

　近年、薬剤耐性（antimicrobial resistance：AMR）をもつ細菌の拡大が世界中で問題となっています[1]。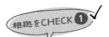そのなかで2015年の世界保健機関（WHO）の総会では「薬剤耐性（AMR）に関するグローバル・アクション・プラン」[2]が採択され、以降各国で取り組みが行われています。

　日本においては、2016年に「**薬剤耐性（AMR）対策アクションプラン**」[3]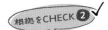が示されました。2018年の診療報酬改定では、**抗菌薬適正使用支援チーム（antimicrobial stewardship team：AST）**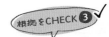を組織し、適正使用の推進を行っている場合に算定できる「**抗菌薬適正使用支援加算**」が新設されました。

不必要な抗菌薬は使用を見直す

　地球規模で拡大しているAMRに対して、看護師1人1人は何ができるでしょうか？　感染予防・管理の実践と抗菌薬の適正使用に対して、日ごろから意識して取り組むことがAMRの蔓延を抑制するうえで重要です。

1. 感染に対する予防

　適切なタイミングの手指衛生の実施や個人防護具の適切な使用による標準予防策の徹底により、薬剤耐性菌の水平伝播を予防することができます。

　また、肺炎球菌、ヘモフィルス・インフルエンザ菌b型（Hib）、インフルエンザをはじめとする感染症に対して予防的にワクチン接種をすることは、他者への感染や自身の重症化を予防し、不要な薬剤の使用を防ぐことができるため、上記アクションプラン[3]のなかでも推奨されている取り組みの1つです。

根拠をCHECK **1** ✓

2016年の報告[1]では、耐性率の増加が継続すると2050年にはAMRに起因する死亡者数は全世界で年間1,000万人に達すると推定されており、がんによる死亡者数を超えるといわれる。

根拠をCHECK **2** ✓

WHOのアクションプランで挙げられた5つの柱[2]を参考に「①普及啓発・教育」、「②動向調査・監視」、「③感染予防・管理」、「④抗微生物薬の適正使用」、「⑤研究開発・創薬」、「⑥国際協力」の6つの目標が挙げられている。

根拠をCHECK **3** ✓

ASTは、感染管理の知識や経験を有する経験医師、看護師、薬剤師、臨床検査技師で構成され、抗菌薬使用状況のモニタリングや評価、教育や啓発を通して抗菌薬使用の管理や支援を行う。

2. 抗菌薬の適正使用

　抗菌薬の「不必要」「不適切」な使用を減らす❹ことが、薬剤耐性微生物の出現を抑えるうえできわめて重要です。例えば、感冒はウイルスによって引き起こされる病態であるにもかかわらず、患者の強い希望や念のために抗菌薬が処方されることがあります。症状が緩和されないどころか副作用が多く発生することにより、**感冒に対しては抗菌薬投与を行わないことが推奨されています**（図1）[4]。

　抗菌薬が患者に投与されている場合、「なぜ投与されているのか？」と投与の必要性について再検討し、必要な場合は最大の効果が得られるよう適切な量やタイミングで投与します。

（浅川翔子）

根拠をCHECK ❹ ✓

「不必要使用」とは抗菌薬が必要でない病態において使用されている状態。「不適切使用」とは抗菌薬が投与されるべき状況における抗菌薬の選択、使用量、使用期間が標準的な治療から逸脱した状態を指す[4]。

❸
内科

図1　急性気道感染症の診断および治療の手順（診療手順の目安）

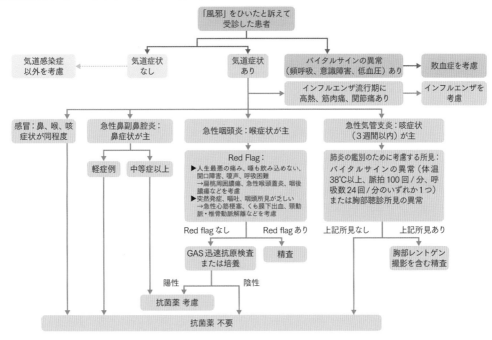

厚生労働省健康局結核感染症課：抗微生物薬適正使用の手引き 第二版．2019．
https://www.mhlw.go.jp/content/10900000/000573655.pdf（2022.9.10. アクセス）より引用

文献

1 ）The Review on Antimicrobial Resistance. Antimicrobial Resistance: Tackling a crisis for the health and wealth of nations. 2014. Tackling Drug-resistant Infections Globally: Final Report and Recommendations. 2016.
　https://amr-review.org/sites/default/files/160518_Final%20paper_with%20cover.pdf（2022.9.10. アクセス）
2 ）World Health Organization. Global action plan on antimicrobial resistance.
　https://www.amcra.be/swfiles/files/WHO%20actieplan_90.pdf（2002.9.10. アクセス）
3 ）厚生労働省：薬剤耐性（AMR）対策アクションプラン 2016-2020（平成 28 年 4 月 5 日国際的に脅威となる感染症対策関係閣僚会議決定）．2016．
　https://www.mhlw.go.jp/file/06-Seisakujouhou-10900000-Kenkoukyoku/0000120769.pdf（2022.9.10. アクセス）
4 ）厚生労働省健康局結核感染症課：抗微生物薬適正使用の手引き 第二版．2019．
　https://www.mhlw.go.jp/content/10900000/000573655.pdf（2022.9.10. アクセス）

内科

14 せん妄は看護ケアで予防できる

せん妄の発症が増えている

入院を必要とする後期高齢者の増加に伴い、せん妄を発症する患者もいっそう増えています。病院調査では患者の約5〜10％にせん妄がみられるとされていますが、「せん妄かどうか不明」も10％前後のため、実際にはもう少し多い可能性があります[1]。❶

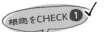

根拠をCHECK ❶ ✓

米国の入院患者調査[2]では、せん妄発生率は30〜60％程度と報告されている。

原因別・多因子アプローチ

せん妄の発症予防や予測・早期対処は、因子の種類ごとに分けた対策が重要です（表1）。生理学的な原因として、感染や炎症、薬剤の影響などが引き金となりますが、不慣れな入院環境や家族・医療者のかかわり方で症状が悪化する場合もあります。

表1　せん妄の発症因子の種類と対策

種類	特徴	対策
準備因子	患者のもともとの認知機能の脆弱性（高齢：70歳以上、認知症やせん妄の既往、脳の器質的障害、アルコール多飲）	▶もともともっている因子のため、入院時に患者の発症リスクを予見しながら観察・ケアを行い、チームで共有する
促進因子	単独では発症因子にならないが、睡眠覚醒リズムの障害や、不快・不安などにより、せん妄の症状を悪化させうる因子（不適切な疼痛管理、落ち着かない環境、心配ごと、身体拘束、かかわり方など）	▶非薬物療法的なアプローチが特に重要 ▶患者周囲の環境を落ち着けるよう調整し、家族や医療者が患者の「認知機能を強化」するようにかかわる[3]
直接因子	主に身体内部の生理学的な因子で、単一でも直接の発症の引き金になり得る因子（薬剤の影響：特にベンゾジアゼピン系の使用、全身麻酔による手術、炎症・感染、代謝・電解質異常、低酸素など）	▶基本的な生理学的ニーズを満たすケアが必要[2][3] ▶多職種（特に医師・薬剤師など）と連携し、現病歴・既往歴・合併症の治療、検査値や使用薬剤に留意して対応する ▶せん妄の引き金となりうる直接的な原因を、いち早く探して対応する[3][4]

せん妄の発症予防や重症化予防には、これらを統合的に考えた**多因子アプローチが不可欠**です（表2）。患者の日常生活を支援する看護師を中心に、せん妄アセスメントシートを活用して患者を継続的に観察し、医療者間でタイムリーに情報共有します。また、治療・薬剤・リハビリテーション・退院支援などの多側面からアプローチします。

　看護師は、せん妄の基礎知識に加え、患者とのベッドサイドでのかかわり方のほか、幅広い多職種連携の教育研修が求められます[3)4)]。

3

内科

表2　せん妄の予防・軽減に役立つ多因子介入：エビデンスに基づくアプローチ（高齢者の入院生活支援プログラム：Hospital Elder Life Program、HELP）

因子に応じた介入の方向性	介入の詳細・例
認知／オリエンテーション	▶ 認知機能を刺激する活動 ▶ ケアチームのメンバーの名前と毎日のスケジュールを記載した掲示板や表 ▶ 見当識を高めるコミュニケーション
早期の身体可動性向上（離床）	▶歩行または関節可動域を考慮した活動的な身体活動 ▶身体固定・拘束器具の使用を最小限に抑える
聴覚の支援	▶携帯型の補聴器、コミュニケーション技術（わかりやすい話し方、声のトーン）、聴覚を強化する活動（聞いてわかる活動） ▶ 必要に応じ、耳垢を取り除く
睡眠・覚醒サイクルの維持	▶ 温かいミルクまたはハーブティー、リラクゼーションの音楽などが録音されたもの、背中のマッサージ ▶病棟・部署全体の騒音低減の工夫・方略、スケジュールを調整し睡眠が妨げられないようにする
視覚の支援	▶視覚の補助器（眼鏡、拡大レンズ）および視覚支援機器（大型照明付きのダイアル用キーパッドがある電話、大きな活字の本、呼び鈴に蛍光テープを貼ったもの）など、視覚を強化する活動（見てわかる活動）
水分の補給	▶水分の補給を奨励する ▶食事中の摂食支援と奨励
その他の多職種チーム活動＊	▶リスクとなる薬剤（特にベンゾジアゼピン系薬剤）を漸減・中止する ▶疼痛管理を強化する（痛みの客観的な評価を併用するなど） ▶本人と家族に、せん妄に関する受け止めを確認し、必要な情報を提供する

＊せん妄ハイリスクケア加算のシートに追加されている項目

Hshieh TT, Yue J, Oh E, et al. Effectiveness of multicomponent nonpharmacological delirium interventions: A meta-analysis. *JAMA Intern Med* 2015；175(4)：512-520.

非薬物療法的アプローチのエビデンス

非薬物療法的アプローチのせん妄予防に対するエビデンスを示した文献レビュー[2]では、せん妄・転倒の発生率、入院期間、介護施設への退院率などについて、14件の介入研究のうち11件でせん妄発生率の有意な低下が示されました。②

最近では、がん治療を受ける入院患者のせん妄リスクのスクリーニングとせん妄予防を目的とした「Delirium チームアプローチ（DELTA）」プログラム[4]が紹介されています。③ ベンゾジアゼピンの処方が大幅に減り、退院時の日常生活動作も改善し、入院期間が約1割短縮しました。

「せん妄ハイリスクケア加算」を活用する

上述のエビデンスも後押しとなり、令和2年度の診療報酬改定で「せん妄ハイリスクケア加算」④が新たに評価されるようになりました[5]。対象は、急性期一般入院基本料などを含む、急性期医療を提供する病床の入院料を算定する患者です。

加算要件にある「せん妄対策」としては、せん妄発症の予防的なケアと、実際には多くの看護師が病棟で行っていると思われる評価や看護計画、非薬物療法的なケアなどが多く含まれています。このケア加算も活用し、薬物療法・非薬物療法・看護ケア・多職種連携により、日々の看護実践の質を高めていきましょう。

（綿貫成明）

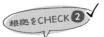

根拠をCHECK ②

転倒の発生率は4件で介入群の有意な減少が認められた。介入群で入院期間は短縮し、介護施設への退院率も減少する傾向があった[2]。

根拠をCHECK ③

介入前後では、
・せん妄の発生率7.1%→4.3%
・転倒、自己抜管の発生率3.5%→2.6%
に減少した[4]

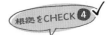

根拠をCHECK ④

一般病棟において、すべての入院患者に「せん妄のリスク因子」の確認を行い、「ハイリスク」とされた患者に薬物療法を除く「せん妄対策」を実施した場合に、入院中1回100点のみ算定できる。

文献

1）厚生労働省：中央社会保険医療協議会総会（第443回）議事次第 入院医療（その6）について. 2019.
https://www.mhlw.go.jp/content/12404000/000578781.pdf（2022.9.10. アクセス）
2）Hshieh TT, Yue J, Oh E, et al. Effectiveness of multicomponent nonpharmacological delirium interventions: A meta-analysis. *JAMA Intern Med* 2015；175(4)：512-520.
3）菅原峰子：高齢患者のせん妄への看護介入に関する文献検討. 老年看護学 2011；16(1)：94-103.
4）Ogawa A, Okumura Y, Fujisawa D, et al. Quality of care in hospitalized cancer patients before and after implementation of a systematic prevention program for delirium: the DELTA exploratory trial. *Support Care Cancer* 2019；27(2)：557-565.
5）厚生労働省保険局医療課：令和2年度診療報酬改定の概要（入院医療）. 2020.
https://www.mhlw.go.jp/content/12400000/000691039.pdf（2022.9.10. アクセス）

内科

15 高齢糖尿病患者の HbA1c は高めに設定する

高齢者の血糖コントロールは安全重視

　高齢糖尿病患者では、安全性を重視した適切な血糖コントロールが推奨されています。図1に示すように、認知機能、ADL 評価に基づき、カテゴリーが分類され、治療内容に応じて HbA1c の目標値に上限と下限が設定されています[1][2]。❶カテゴリーはⅠ、Ⅱ、Ⅲと進むにつれ、死亡リスクや低血糖リスクが大きくなることを意味しています。

　このように、小児、成人期にある患者の血糖コントロール目標値とは別に設定されている理由として、高齢者は、❶食後の高血糖をきたしやすい、❷高浸透圧高血糖状態をきたしやすい、❸腎機能の低下により薬物の有害作用が出現しやすく、血糖降下薬による低血糖を起こしやすい、❹低血糖症状が乏しく、無自覚低血糖や重症低血糖をきたしやすい点が挙げられます。また、高血糖の是正は、糖尿病合併症および感染症、認知機能障害、サルコペニア、フレイルなどの発症・進行の予防の観点から重要といったエビデンスが示されていることが報告されています[3]。

　すなわち、高齢糖尿病患者は高血糖にも低血糖にもなりやすいことから、表題の「HbA1c は高めに設定」とは、単に HbA1c を高くするという意味ではなく、**著しい高血糖状態も低すぎる血糖値も、どちらも回避する適切な血糖コントロールをしていくことが重要で**あることを示しています。

（米田昭子）

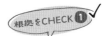
根拠をCHECK ❶✓

日本老年医学会，他：高齢者糖尿病診療ガイドライン（2017）

3

内科

図1　高齢者糖尿病の血糖コントロール目標

患者の特徴・健康状態(注1)	カテゴリーⅠ	カテゴリーⅡ	カテゴリーⅢ
	①認知機能正常 かつ ②ADL 自立	①軽度認知障害～軽度認知症 または ②手段的 ADL 低下、基本的 ADL 自立	①中等度以上の認知症 または ②基本的 ADL 低下 または ③多くの併存疾患や機能障害

重症低血糖が危惧される薬剤（インスリン製剤、SU 薬、グリニド薬など）の使用	なし(注2)	7.0%未満		7.0%未満	8.0%未満
	あり(注3)	65歳以上75歳未満 7.5%未満（下限6.5%）	75歳以上 8.0%未満（下限7.0%）	8.0%未満（下限7.0%）	8.5%未満（下限7.5%）

※治療目標は、年齢、罹病期間、低血糖の危険性、サポート体制などに加え、高齢者では認知機能や基本的 ADL、手段的 ADL、併存疾患なども考慮して個別に設定する。ただし、加齢に伴って重症低血糖の危険性が高くなることに十分注意する

注1）認知機能や基本的 ADL（着衣、移動、入浴、トイレの使用など）、手段的 ADL（IADL：買い物、食事の準備、服薬管理、金銭管理など）の評価に関しては、日本老年医学会のホームページ（https://www.jpn-geriat-soc.or.jp/）を参照する。エンドオブライフの状態では、著しい高血糖を防止し、それに伴う脱水や急性合併症を予防する治療を優先する。

注2）高齢者糖尿病においても、合併症予防のための目標は 7.0% 未満である。ただし、適切な食事療法や運動療法だけで達成可能な場合、または薬物療法の副作用なく達成可能な場合の目標を 6.0% 未満、治療の強化が難しい場合の目標を 8.0% 未満とする。下限を設けない。カテゴリー III に該当する状態で、多剤併用による有害作用が懸念される場合や、重篤な併存疾患を有し、社会的サポートが乏しい場合などには、8.5% 未満を目標とすることも許容される。

注3）糖尿病罹病期間も考慮し、合併症発症・進展阻止が優先される場合には、重症低血糖を予防する対策を講じつつ、個々の高齢者ごとに個別の目標や下限を設定してもよい。65 歳未満からこれらの薬剤を用いて治療中であり、かつ血糖コントロール状態が図の目標や下限を下回る場合には、基本的に現状を維持するが、重症低血糖に十分注意する。グリニド薬は、種類・使用量・血糖値等を勘案し、重症低血糖が危惧されない薬剤に分類される場合もある。

日本糖尿病学会編：糖尿病治療ガイド 2022-2023．文光堂，東京，2022：107．より転載

文献

1）日本糖尿病学会，日本老年医学会編著：高齢者糖尿病治療ガイド 2021，文光堂，東京，2021．
2）日本老年医学会，日本糖尿病学会編著：高齢者糖尿病診療ガイドライン 2017．南江堂，東京，2017：46．
3）荒木厚：高齢者糖尿病の現状の課題と展望．Geriatric Medicine（老年医学）2021；59(4)：345-350．

高齢者・認知症

超高齢社会にある日本では、日ごろから高齢者や認知症高齢者の
ケアに携わる機会も多いことと思います。しかし、加齢とはどの
ようなことか、そして、どのような根拠に基づいてケアしたらよい
かを考え、学び直す機会はあまりないのではないでしょうか。
Part 4 では、高齢者、認知症をもつ高齢者の生活機能の支援に役
立つ項目をピックアップしました。高齢者の疾患の多くは慢性の
経過をたどり、さらに加齢性変化による身体の機能障害や、生活
機能の障害も生じやすくなります。世界保健機構（WHO）は、高
齢期の健康の指標は「生活機能の自立である」と提唱しています。
ここで取り上げた項目のなかにはエビデンスが確立途上の項目も
あり、皆さんの看護実践報告の積み重ねがエビデンスの確立に役
立ちます。根拠に基づく看護を実践し、高齢者や認知症高齢者の
よりよい暮らしと生活の質の向上に貢献していきましょう。

高齢者

1 経口補水療法は在宅高齢者の脱水予防に有効

◯ 要介護状態につながる脱水を ORS で防ぐ

在宅高齢者の脱水症や熱中症の予防には、市販の経口補水液（oral rehydration solution：ORS）が有効な可能性があります[1]。**経口補水療法（oral rehydration therapy：ORT）は、療養型医療施設入院中の高齢者の脱水症に対しても有効**とされており、実施することを提案されています[2]。

また、訪問看護を受けている脱水症と診断を受けた在宅高齢者へのORTでは、血清ナトリウム低下、および脱水症の他覚的な所見である腋窩や口腔内乾燥の改善への有効性が報告されています[3]。

1. 脱水症で生じるリスク

高齢者の脱水症の原因には、加齢に伴う感覚機能の低下や、口渇中枢の機能低下により口渇に気づきにくくなること、食事摂取量の低下により体液不足が生じやすい[1]ことなどが挙げられます。❶

脱水を放置すると血栓ができやすくなり、脳梗塞や心筋梗塞のリスクが高まります。また、血行不良によりめまいや失神を起こしやすくなり、転倒のリスクが高まります。

脱水症がもたらす疾病や転倒により、要介護状態になることが予見されるため、予防することが大切です。

2. ORT による治療

ORTとは、脱水症の改善や治療を目的とした水・電解質を経口的に補給する治療方法[4]で、ORS❷❸を用います（表1）。ORSとスポーツ飲料などの違いを表2に示します。

ORSは市販されており、活用しやすくなっていますが、高血圧、糖尿病、腎機能障害などの慢性疾患をもつ人は、かかりつけ医に事前に相談し、安全に脱水予防を行うことが重要です。

（猪飼やす子）

根拠をCHECK ❶

高齢者は加齢による心身の変化により、体液が慢性的に不足している[4]。

根拠をCHECK ❷

ORSは、小腸で水、および糖質、電解質の吸収が早く行われるよう至適濃度比率が適用されたものであり、水や電解質を迅速に補給することができる[4]。

根拠をCHECK ❸

ORSは脱水治療の選択肢の1つであり、輸液療法に匹敵する水・電解質を補給するものである[4]。

表1 経口補水療法とスポーツ飲料摂取の特徴

	体内への吸収速度	補水効果	実施までの時間	手技	費用
経口補水療法（ORT）	迅速	確実	迅速	容易	安価
スポーツ飲料摂取	ORT には劣る	不確実（商品により効果が異なる）	迅速	容易	安価

谷口英喜：経口補水療法．日生気象会誌 2015；52(4)：161．より一部抜粋のうえ引用

表2 各飲料の組成

種類	製品名など	分類	Na+ (mmol/L)	K- (mmol/L)	炭水化物 (g/dL)	浸透圧 (mOsm/L)
経口補水液（ORS：WHO、AAP、SPOHAN の推奨組成）	ソリタ®-T顆粒2号	医薬品	60	20	3.3	254
	オーエスワン®	特別用途食品	50	20	2.5	270
	アクアサポート®		50	20	2.3	252
スポーツ飲料	アクエリアス®	一般食品	15	2	4.7	281
	ポカリスエット®		21	5	6.2	324
果実飲料	アップルジュース		0.4	44	12	730
	オレンジジュース		0 〜 4.5	53	11	612
	レモン果汁（生）		0.9	25.6	8.6	664
茶	番茶		0	5	0	-

ORT に用いる

谷口英喜：経口補水療法．日生気象会誌 2015；52(4)：156．より一部抜粋のうえ引用

文献

1）日本老年医学会，国立長寿医療研究センター，東京大学大学院医学系研究科加齢医学講座，他：在宅医療に関するエビデンス - 系統的レビュー -．54-55. https://www.jpn-geriat-soc.or.jp/info/topics/pdf/20150513_01_01.pdf（2022.9.10. アクセス）
2）日本老年看護学会 2016・2017 年度 研究・教育活動推進委員会：高齢者看護ケアガイドライン作成に向けた教育・研究活動成果報告書．2018；95-97. http://184.73.219.23/rounenkango/houkoku/guideline.html（2022.9.10. アクセス）
3）大谷順：訪問看護管理下の在宅高齢者を対象とした経口補水液 OS-1 の水・電解質補給効果の検討．機能食品と薬理栄養 2012；7(2)：175-185.
4）谷口英喜：経口補水療法．日生気象会誌 2015；52(4)：151-164.

高齢者

2 褥瘡の発生予防のための ドレッシング材の貼付は 有用である

ガイドラインの推奨度はそれぞれ

　高齢者の皮膚は大変脆弱であり、褥瘡の発生が予見できる高齢者に対して、身体に加わる外力をコントロールするために、ドレッシング材を貼付することがあります。ガイドライン[1] ❶では、高齢者の骨突出部位（踵部、仙骨部など）の褥瘡予防のために、ポリウレタンフィルムドレッシング材、すべり機能付きドレッシング材、ポリウレタンフォーム／ソフトシリコンドレッシング材を貼付して使用することを「推奨の強さ1B〜2C」（表1、表2）としています。

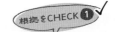

根拠をCHECK❶ ✓

日本褥瘡学会：褥瘡予防・管理ガイドライン 第5版（2022）

ドレッシング材の予防的な使用は 保険適用外

　褥瘡は、同一体位をとることにより皮膚が長時間圧迫され、血流が悪くなることにより皮膚の細胞に酸素や栄養分が行き渡らなくなり、細胞が死滅して生じるものです[1]。るい痩で骨突出がみられると圧迫やずれを受けやすくなり、特に高齢者や心不全などの血行不良をもつ人に褥瘡が発生しやすくなるため、積極的な予防が重要です（表3）。

　ドレッシング材は、もともと創傷の治癒を目的に開発されたものです。身体に加わる外力かつ褥瘡の要因の1つである「ずれ」を軽減する機能を活かして、予防的なケアとして使用されるようになりました。しかしながら、コクラン・ライブラリーのメタアナリシス[2]では、骨突出部へのドレッシング材使用は、**褥瘡発生率を低下させる傾向がみられるが、ランダム化比較試験のバイアスリスクが高く、エビデンスは不十分かつ確固たる結論はいえない**、と述べています。また、日本ではドレッシング材を予防的なケアとして使用する場合は保険適用にならないため、費用の取り扱いについても考えておく必要があります。

　高齢者は、循環不良になりやすく、加齢に伴う食事量の減少によ

り栄養状態もよいとはいえなくなり、皮膚も脆弱になるため、褥瘡のハイリスク群です。今後も積極的に褥瘡予防に努めながらデータを集積し、エビデンスを構築していくことが望まれます。

（猪飼やす子）

表1　ガイドラインにおける推奨の強さ

▶推奨の強さとエビデンス総体のエビデンスの確実性（強さ）からなり、1または2の数字とA〜Dのアルファベットの組み合わせで表示

推奨の強さ	
行うことを推奨する（強い推奨）	1
行うことを提案する（弱い推奨）	2
行わないことを提案する（弱い推奨）	2
行わないことを推奨する（強い推奨）	1
推奨なし	

エビデンス総体のエビデンスの確実性（強さ）	
A（強）	効果の推定値が推奨を支持する適切さに強く確信がある
B（中）	効果の推定値が推奨を支持する適切さに中等度の確信がある
C（弱）	効果の推定値が推奨を支持する適切さに対する確信は限定的である
D（とても弱い）	効果の推定値が推奨を支持する適切さにほとんど確信できない

日本褥瘡学会編：褥瘡予防・管理ガイドライン（第5版）．照林社，東京，2022：iii. より引用

表2　褥瘡発生予防：スキンケア

クリニカルクエスチョン	推奨文	推奨の強さ
CQ9 褥瘡の発生予防にシリコーン系等の粘着剤を使用したポリウレタンフォームドレッシング（以下、シリコーンフォームドレッシング）の使用は有用か？	褥瘡の発生予防にシリコーンフォームドレッシングの使用を推奨する	1B
CQ10 褥瘡の発生予防にポリウレタンフィルムの使用は有用か？	褥瘡の発生予防にポリウレタンフィルムの使用を提案する	2C
CQ11 褥瘡の発生予防にハイドロコロイドの使用は有用か？	褥瘡の発生予防にハイドロコロイドの使用を推奨もしくは提案する	1〜2B〜C

日本褥瘡学会編：褥瘡予防・管理ガイドライン（第5版）．照林社，東京，2022：30-33. より引用

表3　褥瘡発生予防：栄養

クリニカルクエスチョン	推奨文	推奨の強さ
褥瘡の治療に高エネルギー・高蛋白質の栄養補給は有用か？	褥瘡の治療に高エネルギー・高蛋白質の栄養補給を提案する	2C

日本褥瘡学会編：褥瘡予防・管理ガイドライン（第5版）．照林社，東京，2022：28-29. より引用

文献

1）日本褥瘡学会編：褥瘡予防・管理ガイドライン（第5版）．照林社，東京，2022.
2）Moore ZE, Webster J. Dressings and topical agents for preventing pressure ulcers. *Cochrane Database Syst Rev* 2018；12(12)：CD009362.

4 認知症・高齢者

高齢者

3 高齢者のポリファーマシーは薬剤の適正な処方を基盤に対応する

▶ 多剤服用による有害事象が示唆されている

65 歳以上の高齢者で多疾患併存状態（マルチモビディティ）にある割合は 62.8％に上るといわれています[1]。マルチモビディティの治療は薬物療法が中心となり、**6剤以上処方されている状態は「ポリファーマシー」**と呼ばれています。

1. 注意したい処方カスケード

処方された薬剤による副作用が生じた場合、その副作用に対処する目的で処方がどんどん増えていくことがあり、これを「処方カスケード」と呼びます。❶**高齢者が薬剤を6種類以上服用していると、転倒や副作用などの有害事象発生率が増加することが示唆されています**[3]。しかしながら、ポリファーマシーのエビデンス評価については、さらなるデータの集積が待たれています。

2. 認知機能障害のリスク

薬剤には認知機能障害のリスクがあります（表1）[4]。高齢者が薬剤を使用する際には、これらのリスクを念頭に置いた服薬支援が重要です。

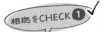

根拠をCHECK ❶

処方カスケードは 1995 年に Rochon らによって報告された概念で、高齢者に安全な薬物療法を行ううえで重要な視点。厚生労働省は 2018 年に下記薬剤の使用と併用の注意事項を示しており、高齢者の特性を考慮した薬剤の選択が必要[2]。
A．催眠鎮静薬・抗不安薬
B．抗うつ薬（スルピリド含む）
C．BPSD 治療薬
D．高血圧治療薬
E．糖尿病治療薬
F．脂質異常症治療薬
G．抗凝固薬
H．消化性潰瘍治療薬

表1　薬剤による認知機能障害の要因

患者側の因子	▶高齢であること（代謝・排泄能の低下、吸収遅延、感受性の亢進、血液脳関門の脆弱化など） ▶慢性疾患の存在 ▶既存の脳器質性疾患や認知症疾患
薬剤側の因子	▶処方薬剤数、薬剤投与量 ▶血液脳関門の透過性 ▶薬理作用（抗コリン作用、鎮静作用、神経毒性など）

水上勝義：薬剤による認知機能障害. 精神経誌 2009；111(8)：947. より引用

薬剤の適正処方・見直しに対して加算がついた

2020年の診療報酬改定では、「**薬剤総合評価調整加算❷が退院時に1回、要件を満たした場合に算定可能になりました**。加えて、これらの算定要件を満たしたうえで、①退院処方の内服薬が2種類以上減少した場合、②退院日までの間に、抗精神病薬の種類数が2種類以上減少した場合、のいずれかに該当する場合、**退院時1回に限り「薬剤調整加算」が算定できます**。

厚生労働省は、「高齢者の医薬品適正使用の指針」のなかで処方を

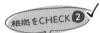
根拠をCHECK❷ ✓

算定の要件は、患者の入院時にガイドラインなどから慎重投与を要する薬剤などの確認、多職種カンファレンスの実施により総合的な薬剤の評価を行い、処方内容を変更・中止した場合。

図1　処方見直しのプロセス

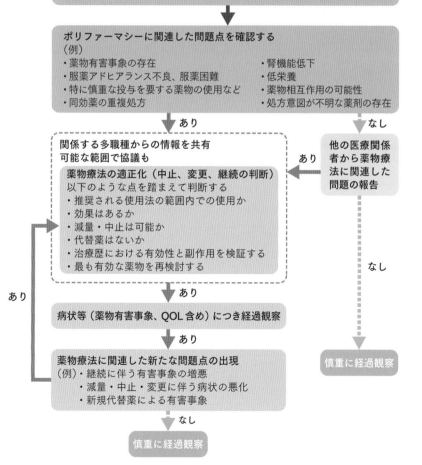

厚生労働省：高齢者の医薬品適正使用の指針（総論編）．2018：8．
https://www.mhlw.go.jp/content/11121000/kourei-tekisei_web.pdf（2022.9.10. アクセス）より転載

見直すプロセス（図1）[2]を示しています。また、処方カスケードを改善するための減薬プロトコル（図2）の報告もあります[5]。❸❹

　大切なのは、高齢者への処方薬剤をただ減らせばよい、ということではなく、その人に本当に必要な薬剤が適正に処方されているのか、という視点でかかわり、検討することです。

（猪飼やす子）

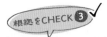

根拠をCHECK ❸ ✓

多職種のチームが在宅高齢者の処方内容についてカンファレンスを行うことにより、薬剤処方数が減薬される可能性がある[6]。

根拠をCHECK ❹ ✓

施設入所高齢者を対象とした多職種協働による薬剤処方の見直しは、処方数を減らせる方向に働く可能性がある[6]。

図2　減薬プロトコル

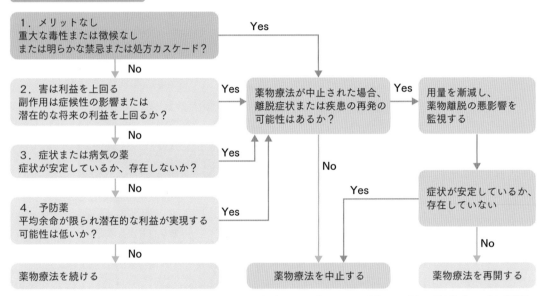

Scott IA, Hilmer SN, Reeve E, et al. Reducing inappropriate polypharmacy: the process of deprescribing. *JAMA Intern Med* 2015；175(5)：827-834.

文献

1 ）Aoki T, Yamamoto Y, Ikenoue T, et al. Multimorbidity patterns in relation to polypharmacy and dosage frequency: a nationwide, cross-sectional study in a Japanese population. *Sci Rep* 2018；8(1)：3806.

2 ）厚生労働省：高齢者の医薬品適正使用の指針（総論編）．2018：8, 12.
https://www.mhlw.go.jp/content/11121000/kourei-tekisei_web.pdf（2022.9.10. アクセス）

3 ）日本老年看護学会 2016・2017 年度 研究・教育活動推進委員会：高齢者看護ケアガイドライン作成に向けた教育・研究活動成果報告書．2018：138-140.

4 ）水上勝義：薬剤による認知機能障害．精神経誌 2009；111(8)：947-953.

5 ）Scott IA, Hilmer SN, Reeve E, et al. Reducing inappropriate polypharmacy: the process of deprescribing. *JAMA Intern Med* 2015；175(5)：827-834.

6 ）日本在宅ケア学会監修，日本在宅ケア学会ガイドライン作成委員会編：エビデンスにもとづく在宅ケア実践ガイドライン2022．医歯薬出版，東京，2022：97-112.

4 個別退院支援計画は退院後の再入院率を低下させる

多職種連携で退院後ニーズをとらえる

現在、団塊の世代が75歳になる2025年に向けて、地域の特性に応じた地域包括ケアシステム❶の構築が進められています[1]。高齢者は入院治療を終えると生活の場に戻っていきますが、入院による環境変化などのストレスによる認知機能の低下や、治療に伴う安静による筋力の低下などの二次的な問題が容易に発生します。このため、退院後の生活を見据えた個別退院支援計画が重要です。

内科疾患で入院中の高齢者への個別退院支援計画❷は、在院日数の短縮をもたらすこと、および3か月以内の予期せぬ再入院のリスクを減らす可能性があるとされ、エビデンスは強い推奨とされています[2]。

加えて、個別退院支援計画は対象者の満足度および専門職のケアに対する満足度を高めることが示唆されています[2]。この「専門職」とは、地域の訪問看護師、かかりつけの医師・薬剤師を指します。個別の退院支援計画は、これらの職種による対応への満足度の向上にも影響することが報告されています[2][3]。また、退院支援看護師にとっても、多職種や支援場所が異なる看護師どうしによる視点を得ることは、対象者を多角的にとらえることを助け、対象者やその家族のニーズにより近づくことができると考えられます。❸

高齢者が住み慣れた場で多くの専門職に継続して見守られ、満足して日常生活を営むことができることを目標に、個別性のある退院支援計画の立案と、ケアの提供が求められています。

（猪飼やす子）

根拠をCHECK ❶

地域包括ケアシステムとは、要介護状態になっても住み慣れた地域で自分らしい暮らしを人生の最後まで続けることができるよう住まい・医療・介護・予防・生活支援が一体的に提供される体制[1]。

根拠をCHECK ❷

ここでいう「個別退院支援計画」とは、①入院早期のスクリーニング、②対象者のニーズに合わせた個別退院支援計画の策定、③退院に向けた院内多職種カンファレンスの実施、を指す。

根拠をCHECK ❸

退院支援看護師の退院支援の思考過程に関する調査[4]では、退院支援看護師が多角的な視点・人を巻き込むことや、対象者の生活の実態を知ることができない葛藤を抱えていると報告される。

4
高齢者・認知症

文献
1）厚生労働省：地域包括ケアシステム．https://www.mhlw.go.jp/stf/seisakunitsuite/bunya/hukushi_kaigo/kaigo_koureisha/chiiki-houkatsu/index.html（2022.9.10.アクセス）
2）日本老年看護学会 2016・2017年度 研究・教育活動推進委員会：高齢者看護ケアガイドライン作成に向けた教育・研究活動成果報告書．2018：130-133.
3）Gonçalves-Bradley DC, Lannin NA, Clemson LM, et al. Discharge planning from hospital. *Cochrane Database Syst Rev* 2016；2016(1)：CD000313.
4）湯浅香代，三宅茉里奈，森本美智子：退院支援看護師の「患者にとってよい」退院支援を目指す思考過程．日看研会誌 2019；42(5)：911-920.

高齢者

5 | ACP の事前討議は プライマリ・ケアの 満足度を向上させる

> ## 高齢者と専門職者との 討議に基づく ACP を推奨

　超高齢社会における高齢者のエンド・オブ・ライフ（EOL）のあり方について、アドバンス・ケア・プランニング（ACP）が注目されています。日本老年医学会が 2019 年、**ACP の概念はエンド・オブ・ライフの意思決定プロセスになくてはならないもの**とする ACP 推進に関する提言❶ を発表しました[1]。

　ACP については、地域での教育・普及活動が進められていますが、日本において死とは忌み嫌うものという根強い文化があるのも事実です。また、認知症と同じく慢性進行性の経過をたどる慢性閉塞性肺疾患（COPD）では、終末期医療の対話に関する COPD 患者・家族と医療者との障壁（表1）についての報告もあり[2]、実臨床では ACP への困難を感じている医療者も多いのではないでしょうか。

　日本老年看護学会では、**急性期病院への入院高齢者に対する専門職者との討議に基づく ACP の実施について、本人の心理的負担がない場合、行うことを推奨する**としています[3]。このような推奨に至った判断材料の 1 つに、Gade ら[4]によるランダム化比較試験❷ があります。

　ACP は "プロセス" とされています。患者・家族とプロセスをともにする医療者には、高いコミュニケーション能力が必要であると考えられます。そして、ACP のプロセスをともにする看護師による「ともにある」という援助は、人びとが自分の人生をまっとうするための援助であるといえるでしょう。

（猪飼やす子）

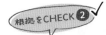

根拠をCHECK ❶

ACP の目標を「本人の意向に沿った、本人らしい人生の最終段階における医療・ケアを実現し、本人が最期まで尊厳をもって人生をまっとうすることができるよう支援することを目標とする」と提言している[1]。死について言及していることが特徴。

根拠をCHECK ❷

ACP を含む学際的緩和ケアサービスを受けた人から、これらのケア経験と医療者のコミュニケーションに満足しているという結果が報告された。

表1 終末期医療の対話に関する COPD をもつ人びとと医療者の障壁

患者・家族	医療者
▶患者が生きることに焦点を当てている ▶どの医師が患者の世話をしているのかがわからない ▶患者は将来どのようなケアが望まれるかを知らない ▶患者の緩和ケアと COPD に関する限られた理解 ▶今の健康状態の否定や死に至る可能性 ▶緩和ケアの会話の感情的な苦痛 ▶患者の緩和ケアへの心構え	▶議論の予定なし ▶患者の希望を奪う可能性 ▶フィードバックと書類の欠如 ▶患者の完全な知識の欠如 ▶開始や時間選択の困難さ ▶患者が短期間に情報を理解し受け入れることが難しい ▶生涯の終わりの日々に限定される生命維持治療以外の緩和ケアのビジョン ▶予後の不確実性 ▶緩和ケアサービスの嫌悪感 ▶複雑な退院計画

TOPICS

認知症高齢者への ACP はいつから行う？

超高齢社会のわが国の高齢者率は今後も増加し、2025 年には認知症高齢者が約 700 万人になると推計されています。認知症高齢者への ACP は、加齢に伴う認知機能の低下を見越した対応が重要であり、「初期」の段階で開始することが望ましいと考えられます。オランダにおける認知症高齢者への ACP に関する報告[1]では、一般診療にて ACP がなされるのはまれであり、最初に会話がなされた時期は、認知症の診断後に 1 ％、診断後 7、8 年目には 7 ％、と年々増えていました。また、最初の会話から死亡までの期間の中央値は、2.57 年で、フレイルを認められない認知症高齢者には診断後ずっと後になってから ACP が実施されていました。

本人の意向を医療に反映させるためにも、ACP は診断早期からの実施が望まれます。

文献

1）Azizi B, Tilburgs B, van Hout HPJ, et al. Occurrence and Timing of Advance Care Planning in Persons with Dementia in General Practice: Analysis of Linked Electronic Health Records and Administrative Data. *Front Public Health* 2022；10：653174.（2022.9.l0. アクセス）

文献

1）日本老年医学会 倫理委員会「エンドオブライフに関する小委員会」：日本老年医学会「ACP 推進に関する提言」2019 年．2019．https://www.jpn-geriat-soc.or.jp/press_seminar/pdf/ACP_proposal.pdf（2022.9.10. アクセス）
2）Tavares N, Jarrett N, Hunt K, et al. Palliative and end-of-life care conversations in COPD: a systematic literature review. *ERJ Open Res* 2017；3(2)：00068-2016.
3）日本老年看護学会 2016・2017 年度 研究・教育活動推進委員会：高齢者看護ケアガイドライン作成に向けた教育・研究活動成果報告書．2018：128-129.
4）Gade G, Venohr I, Conner D, et al. Impact of an inpatient palliative care team: a randomized control trial. *J Palliat Med* 2008；11(2)：180-190.

6 高齢者の術後疼痛緩和に音楽、ハンドマッサージ、アロマテラピーが役立つ

＞ 術後の痛みがせん妄の原因になる

高齢者に生じる老年症候群❶は複数の症状を併せもつことが特徴で、加齢による老化と疾患への罹患によるものの両方を含んでいます。その特徴は、骨関節の変形や骨折など痛みを伴う変化が多く、変形性膝関節症や大腿骨頸部骨折など、手術を必要とするケースが多く存在しています。

手術を受けることにより問題となるのは疼痛です。認知症により言語機能が低下していると、痛みを感じていても言葉での表現や、痛みを伝えることが困難になります。このような場合、認知症をもつ人は術後の痛みを訴えることができず、医療者に伝えることをあきらめる、もしくは怒りで伝えようとする場合があります。そして、耐え難い痛みによる苦痛はせん妄の直接因子になることがあります →p.78。このため、術後の疼痛管理とは大変重要なケアであるといえます。

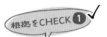

根拠をCHECK❶

加齢に伴い医師の診察、介護ならびに看護を必要とする症状および徴候の総称[1]。含まれる症状および徴候は50項目以上ある。

＞ 鎮痛薬と併用して取り入れたい疼痛緩和ケア

手術を受けた高齢者に行う薬物による疼痛除去に組み合わせた疼痛緩和のケアでは、ラベンダーの香りのするクリームを用いたハンドマッサージ、手術中に本人の好みの音楽を聴くなどの報告❷があります（図1）。

腰椎麻酔下の片側全人工膝関節置換術（total knee arthroplasty：TKA）を受ける高齢者が、**手術中に好みの音楽をヘッドホンで聴いていた場合、術後疼痛の緩和効果は術後3時間と24時間に視覚的評価スケール（visual analogue scale：VAS、図2）が有意に低下していました**[3]。

また、ICUに入室している心臓手術後の高齢者を対象に行った

根拠をCHECK❷

エビデンスはいずれも弱い推奨[2]。

研究❸では、ラベンダークリームによるハンドマッサージは、3回目の実施により術後疼痛の改善が認められていました（$F_{(2, 2.0)} = 6.30$、$p = 0.008$）[4]。

また、認知機能が低下している高齢者への疼痛の有無の尋ね方も重要です。高齢者が会話に集中できるタイミングを見計らってコミュニケーションをとることや、どのような表現であれば理解しやすいのかを注意深く、くり返していねいにかかわりながら観察します。現在表出されている言動や態度から、痛みとその程度についてていねいな観察とアセスメントを行い、援助法を導き出しましょう。

（猪飼やす子）

根拠をCHECK ❸ ✔

下記の2群を比較した[4]。

・ラベンダークリームを塗布して15分間のハンドマッサージを実施後30分間の休憩をとる、というケアを術後24時間以内に2〜3回実施した介入群

・ラベンダークリームを塗布して手を握った後に30分間の休憩をとる、とした介入群

図1　術後高齢者に行う非薬物的な疼痛緩和ケア

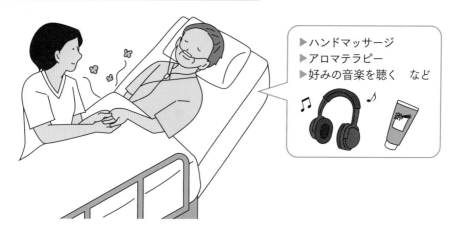

▶ハンドマッサージ
▶アロマテラピー
▶好みの音楽を聴く　など

図2　VAS

| 評価方法 | 現在感じている痛みが直線上（10cm）のどのあたりか示してもらう |

まったく痛みがない

これ以上の強い痛みは
考えられない、
または最悪の痛み

0cm　　　　　　　　　　　　　　　　10cm

文献
1）東京都医師会：介護職員・地域ケアガイドブック 総論2 高齢者の身体と疾病の特徴. 2011：35-72. https://www.tokyo.med.or.jp/docs/chiiki_care_guidebook/035_072_chapter02.pdf（2022.9.10. アクセス）
2）日本老年看護学会 2016・2017年度 研究・教育活動推進委員会：高齢者看護ケアガイドライン作成に向けた教育・研究活動成果報告書. 2018：95-97. http://184.73.219.23/rounenkango/houkoku/guideline.html（2022.9.10. アクセス）
3）Simcock XC, Yoon RS, Chalmers P, et al. Intraoperative music reduces perceived pain after total knee arthroplasty: a blinded, prospective, randomized, placebo-controlled clinical trial. *J Knee Surg* 2008；21(4)：275-278.
4）Boitor M, Martorella G, Arbour C, et al. Evaluation of the preliminary effectiveness of hand massage therapy on postoperative pain of adults in the intensive care unit after cardiac surgery: a pilot randomized controlled trial. *Pain Manag Nurs* 2015；16(3)：354-366.

4 高齢者・認知症

高齢者

7 世代間交流は高齢者の抑うつを低下させる

高齢者と子どもの交流が効果をもたらす

世代間交流❶は、地域などにおいて、高齢者世代と子ども世代とが一緒にレクリエーションをするなどして交流を図るものです。世代間交流により得られる効果には、**高齢者の抑うつの低下や、生活の質の改善など**[2] [3]が報告❷されています。

近年、核家族の増加に伴って子育てに祖父母の関与が難しくなり、家庭での教育力の低下がいわれるようになりました[4]。このため地域で高齢者と子どもが交流できる場が設けられるようになり、世代間交流もその1つです。

具体的には、交流するレクリエーションの内容（表1、表2）[5] [6]を企画するほか、テーブルに座る順番にも配慮が必要です。認知機能の低下が認められる高齢者では、子どもや参加者との言葉を介したコミュニケーションがとりづらいことや、集団プログラムに参加するペースを他者に合わせることができなくなることが予見され、注意障害によりプログラムに集中できないなど、高齢者本人の負担になることが考えられます[5]。中等度以上の認知症がある人には、支援者を隣に配置するなどして表情などからニーズを把握し、子どもと交流する時間が心地よいものと思ってもらえるような支援を行います。また、コミュニケーションをとる際は、必ず正面から相手の目を見ながら話しかけます[5]。

地域における世代間交流プログラムの実施は、高齢者の心を支える重要な役割を果たしていると考えられます。そして、世代間交流は地域住民によるものであり、地域包括ケアシステムを推進し、暮らしやすい街づくりに貢献するでしょう。

（猪飼やす子）

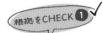

根拠をCHECK ❶

異世代の人びとが相互に協力し合ってはたらき、助け合うこと、高齢者が習得した知恵や英知、ものの考え方や解釈を若い世代に言い伝えることと定義される[1]。

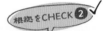

根拠をCHECK ❷

世代間交流初回・6・12か月後の高齢者の心の健康の量的変化、参加観察による質的記述を分析した結果、初回参加時うつ傾向群は、初回と比べ12か月後は有意に低下していた（$p < 0.05$）[3]。

表1 世代間交流の内容

- ▶世代間交流書道・ゲーム
- ▶手芸・キルト・編み物
- ▶音楽
- ▶アロマハンドケア
- ▶おやつ作り
- ▶回想法
- ▶ライフレビュー

- ▶地域のかるた・百人一首作り
- ▶折り紙・切り紙・ちぎり絵
- ▶水彩塗り絵
- ▶地域散策
- ▶季節の行事（正月のぜんざいづくり、鏡開き、花見、クリスマスなど）

聖路加国際大学大学院看護学研究科老年看護学編著：地域における世代間交流支援ベストプラクティスハンドブック．聖路加国際大学大学院看護学研究科老年看護学，東京，2017：2．より引用

表2　絵本読み聞かせの世代間交流とその効果（一例）

▶高齢者による絵本の読み聞かせによる学校支援ボランティアプロジェクト「REPRINTS」は、高齢者ボランティアによる子どもへの定期的な絵本の読み聞かせ活動を通した世代間交流である。

対象	みられる効果
高齢者ボランティア（読み手）	健康度の自己評価や社会的ネットワーク、および体力の一部において有意な改善、または低下の抑制
子ども（聞き手）	交流頻度の高い児童で、1年後も高齢者への肯定的なイメージを維持
子どもの保護者	学校への奉仕活動に関する心理的・物理的負担の軽減

高齢者が絵本の読み聞かせによる音読、読解、ならびに選書を行うことは生涯学習の機会であり、高齢者の社会参加に役立つ

院内外で応用可能なプログラムも多い

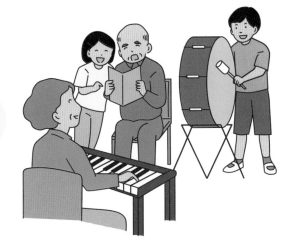

4　高齢者・認知症

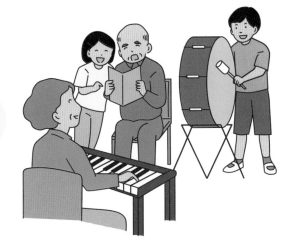

文献

1）亀井智子：世代間交流．日地域看護会誌 2015；18(1)：118-121．
2）Kamei T, Itoi W, Kajii F, et al. Six month outcomes of an innovative weekly intergenerational day program with older adults and school-aged children in a Japanese urban community. *Jpn J Nurs Sci* 2011；8(1)：95-107．
3）亀井智子，糸井和佳，梶井文子，他：都市部多世代交流型デイプログラム参加者の12か月間の効果に関する縦断的検証 -Mixed methods による高齢者の心の健康と世代間交流の変化に焦点を当てて -．老年看護学 2010；14(1)：16-24．
4）長寿科学振興財団 健康長寿ネット：我が国における世代間交流の活動 その2．2019（更新）．https://www.tyojyu.or.jp/net/kenkou-tyoju/sedaikan/sedaikan-kouryu02.html（2022.9.10. アクセス）
5）聖路加国際大学大学院看護学研究科老年看護学編著：地域における世代間交流支援ベストプラクティスハンドブック．聖路加国際大学大学院看護学研究科老年看護学，東京，2017．
6）藤原佳典：高齢者のシームレスな社会参加と健康の関連．予防精神医学 2018；3(1)：71-85．

8 パーソン・センタード・ケアによる介入はBPSDによる焦燥の改善に有効

心理的ニーズを満たしてBPSDによる焦燥を防ぐ

　認知症をもつ人の中核症状により生じる行動・心理症状（behavioral and psychological symptoms of dementia：BPSD）で一般的にみられる症状に、焦燥、不安があります。認知症をもつ人は、中核症状（記憶障害など）により思い出せない、判断できない場面が増えていき、ストレスや恐怖を体験しています。そのストレスや恐怖に耐えきれなくなる（適応できなくなる）とBPSDを生じます。

　パーソン・センタード・ケア（person centered care：PCC）を用いた認知症をもつ人への援助は、焦燥の改善に有効です[1]。PCC❶は、イギリスの心理学者で牧師・神学者のKitwoodが1988年に提唱した認知症をもつ人をケアする際の理念です。Kitwoodは、施設で生活する認知症高齢者がケア提供者から「何もわからない人」「奇妙な行動をする人」ととらえられ、施設のスケジュールに従っておむつ交換や入浴介助を流れ作業のように実施されている事実に疑問を感じ、PCCを開発しました。

　PCCの中心理念「パーソンフッド」は、重症度にかかわらず認知症をもつ人が1人の人として周囲に受け容れられ、尊重されること[2]をいいます。PCCは、認知症をもつ人がパーソンフッドを維持するための心理的ニーズ（図1）に着目し、ニーズを満たしながら、その人の能力を発揮できるように支援します。PCCは、**脳の障害、身体の健康状態、生活歴、性格傾向、社会心理の5要素でその人をとらえ、心理的ニーズが満たされているか検討し、満たされていないストレスを減らし、BPSDを生じさせないように、その人の能力を発揮できるように支援します**（図2）[1]。

根拠をCHECK❶ ✓

年齢や健康状態にかかわらず、すべての人に価値があることを認め尊重し、1人1人の個性に応じた取り組みを行い、認知症をもつ人の視点を重視し、人間関係の重要性を強調したケア[2]のことで、人間性を回復するためのケアといわれる。

PCC で重度な焦燥を減らす効果が みられた

焦燥に対する PCC による介入の期間、介入のタイプ、および焦燥を減らす効果についてみると、介入期間では、短期介入のほうが長期介入に比べて有効と考えられますが、有意差を認めませんでした。介入のタイプ❷では、スタッフの文化を変える研修、および個別の活動がともに有意差を認めました。焦燥を減らす効果❸では、重度な焦燥群で有意な低下を認めています。

PCC による援助は、今まで自分でできたことができなくなっていくことへの恐怖に向き合いながら生きる認知症をもつ人が、自分らしい穏やかな日々を再獲得していくことに貢献できます。

（猪飼やす子）

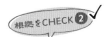

介入のタイプ（スタッフの文化を変える研修）：SMD；–0.513；95 % CI；–0.994 to –0.032、p=.006
介入のタイプ（個別の活動）：SMD；–0.160；95 % CI；–0.273 to –0.046、p=.006

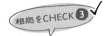

焦燥を減らす効果：SMD；–0.297；95 % CI；–0.463 to –0.132；p<.05

図1 認知症をもつ人がパーソンフッドを維持するための心理的ニーズ

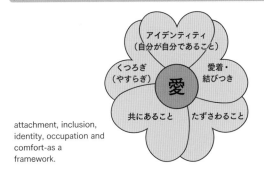

attachment, inclusion, identity, occupation and comfort-as a framework.

英国ブラッドフォード大学認知症ケア研究グループ：パーソンフッドを維持するための積極的な働きかけ（ポジティブ・パーソン・ワーク）とは何か．DCM（認知症ケアマッピング）理念と実践 第8版，認知症介護研究・研修大府センター編，日本語版第4版，認知症介護研究・研修大府センター，愛知，2011：28．より引用

図2 パーソン・センタード・ケアモデルの5つの要素と心理的ニーズ、BPSD との関係

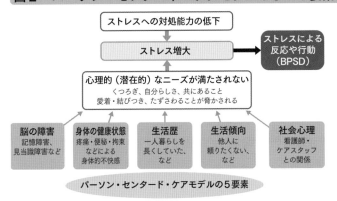

鈴木みずえ，酒井郁子編：パーソン・センタード・ケアでひらく認知症看護の扉．南江堂，東京，2018：xiv．より引用

文献
1）鈴木みずえ，酒井郁子編：パーソン・センタード・ケアでひらく認知症看護の扉．南江堂，東京，2018．
2）鈴木みずえ，亀井智子：パーソン・センタード・ケアの最新のエビデンスと展望 - 最新のメタアナリシスとその後の発展 -．日早期認知症会誌 2020；13(2)：15-21，36．
3）Kim SK, Park M. Effectiveness of person-centered care on people with dementia: a systematic review and meta-analysis. *Clin Interv Aging* 2017；12：381-397.

9 ボランティアによる HELP は入院高齢者の せん妄発症予防に有効

多職種で継続的に支援し、せん妄を予防するプログラム

　入院高齢者の 50％に出現する[1] といわれているせん妄は、発症を予防することが可能です → p.78 。粟生田[2] は、せん妄発症のリスク因子に関して、Lipowski による 3 分類（準備因子、直接〈身体〉因子、促進因子）を紹介しています。この促進因子にはたらきかけ、**せん妄予防のエビデンスが証明されている援助が高齢者の入院生活支援プログラム（HELP）** です。❶ HELP は、1997 年に Inouye ら[3] により開発された入院高齢者のせん妄と機能低下の予防を目的としたプログラムで、現在は世界 200 か国で実施されています[1]。

　HELP は、対象者のベッドサイドに事前に教育を受けた地域住民や学生による市民ボランティアが訪問し、治療的アクティビティを通して有意義な時間を過ごし、多職種で継続的に支援する学際的プログラムです[4]（表1）。治療的アクティビティ[5] には表2の介入があり、HELP コーディネーター❷ が入院患者のなかから対象者と対象者に適した介入を選定します[4]。

> 根拠をCHECK ❶ ✓
>
> HELP は対象者と治療内アクティビティをともに行うことにより、快の時間をもたらすことが目的[5]。

> 根拠をCHECK ❷ ✓
>
> HELP コーディネーターは、事前にアセスメントを作成し対象者に合ったアクティビティを提供する[5]。

せん妄以外に転倒や入院・介護費用の減少にもつながる

　Hshieh ら[1] による HELP のシステマティックレビューとメタアナリシスでは、**せん妄の発生率を 53％低下させた**❸ と報告しています。

　HELP は、世界中の入院高齢者のケアの質を向上させるプログラムです。せん妄の発症リスクをもとに発症を予測し、せん妄を予防するための継続的な援助が必要です。

（猪飼やす子）

> 根拠をCHECK ❸ ✓
>
> せん妄のほか、転倒率を 42％減少、患者1人あたりの入院費用を 1,600 ～ 3,800 ドル（2018米ドル）減少させ、せん妄の翌年の長期介護費用を1人あたり年間 16,000 ドル（2018米ドル）以上減少させた[1]。

表1　HELP に必要な役割と実施内容

役割	実施内容
HELP ボランティア	▶地域在住の住民や学生 ▶事前に 12 ～ 16 時間の講義と 12 時間の見学（演習）にて、高齢者の特性やアクティビティの方法などの教育を受ける ▶HELP ボランティアとして登録し、ベッドサイドで 1 回 20 分の治療的アクティビティを提供する
HELP コーディネーター	▶入院患者のなかから対象者と対象者に適したプログラム（治療的アクティビティ）を選定し、調整する
病棟管理者	▶対象者・家族への説明、当日のプログラムを調整する
HELP チーム	▶市民ボランティア、看護師、医師、社会福祉士からなり、継続的に支援する

亀井智子，川上千春，金盛琢也，他：高齢入院患者のためのせん妄等予防・入院支援プログラム Hospital Elder Life Program in St. Luke's（HELP in SL）の導入と初期評価 - 聖路加国際大学看護学部老年看護学・聖路加国際病院・看護学生ボランティアの協働から -. 聖路加国際大紀 2016；2：94-99. を参考に作成

表2　HELPの治療的アクティビティ

アクティビティの種類	主な内容
ゲーム的要素やコミュニケーションに基づくもの	オセロ、将棋、囲碁、トランプ
リラクゼーションを促すもの	アロマハンド・フットケア
身体を動かすもの	体操
回想や思考の利用を促すもの	回想法、昔の写真、百人一首、かるた
手指の巧緻性を促進するもの	折り紙、お手玉
リアリティ・オリエンテーションに基づくもの	新聞記事を読む（人生相談）

井部俊子，内山真木子監修，亀井智子編：Hospital Elder Life Program in St.Luke's International Hospital（HELP in SL）実践ガイド．2015 年度 聖路加国際大学教育改革推進事業，2015. を参考に作成

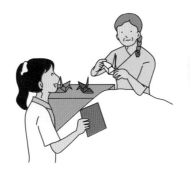

ボランティアと
入院高齢者で
20 分間ともに
アクティビティを
行う

文献

1 ）Hshieh TT, Yang T, Gartaganis SL, et al. Hospital Elder Life Program: Systematic review and meta-analysis of effectiveness. *Am J Geriatr Psychiatry* 2018；26(10)：1015-1033.
2 ）粟生田友子：高齢者せん妄のケア．日老医誌 2014；51(5)：436-444.
3 ）Inouye SK, Bogardus ST Jr, Charpentier PA, et al. A multicomponent intervention to prevent delirium in hospitalized older patients. *N Engl J Med* 1999；340(9)：669-676.
4 ）亀井智子，川上千春，金盛琢也，他：高齢入院患者のためのせん妄等予防・入院支援プログラム Hospital Elder Life Program in St. Luke's（HELP in SL）の導入と初期評価 - 聖路加国際大学看護学部老年看護学・聖路加国際病院・看護学生ボランティアの協働から -. 聖路加国際大紀 2016；2：94-99.
5 ）井部俊子，内山真木子監修，亀井智子編：Hospital Elder Life Program in St.Luke's International Hospital（HELP in SL）実践ガイド．2015 年度 聖路加国際大学教育改革推進事業，2015.

4
認知症
高齢者・

認知症

10 見当識障害の進行抑制には リアリティ・オリエンテーションが役立つ

短期記憶障害にはたらきかける非薬物療法

認知症における中核症状（神経認知障害により、直接的に起こる認知機能の障害）の1つに見当識障害があります。見当識障害とは、現在の時刻、日付、場所、人物などの情報を総合的に判断して今の状況を理解する能力の欠如をいい、時間→場所→人物の順に理解力・判断力は低下します（表1）。見当識障害の背景には、記憶障害の存在があります[1]。

認知症をもつ人の見当識障害の解消に用いられているケアを、認知症の進行を遅らせる目的で用いるのが、リアリティ・オリエンテーション（reality orientation：RO）です。 RO は、Taulbee ら[2] により開発された技法です。❶

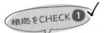

根拠をCHECK ❶ ✔

RO のエビデンスの評価はまだよくわかっていない。介入した結果を記述し、ケアの効果を集積していく必要がある。

1. 対象となる患者

RO の主な対象は、長期記憶に問題がなく、部分的に短期記憶障害がみられるものの言語機能障害はみられない者とされており、時間・場所・人の情報をくり返し提供して残存機能にはたらきかけていきます[3]。しかしながら、RO は中等度以上の病期の認知症をもつ人への効果は明らかではなく、また、RO のエビデンスの評価はよくわかっていません[4]。

2. 参加者人数による種類

RO には、24 時間 RO とクラスルーム RO があります[3][4]（表2）。

3. 支援の実際

現在では、「RO ボード」を用いた支援により、RO の原則の多くが生活援助に活かされています。 この支援では、ホワイトボードに日付、曜日、時間、天気などを書いて情報を提供します。情報提供をする際、決められた項目をただ書くだけではなく、コミュニケーショ

ンをとりながら、ホワイトボードの文字が見えるか、読めるか、字の大きさや太さは適切か、言語の理解はどの程度可能であるか、などの情報収集を行うと、情報の認識の程度をアセスメントでき、その人に合った方法を考えることができます。

　ホワイトボードや時計、カレンダーは、視野に入る位置に置くようにし、情報が受け取りやすい環境をつくります。テレビやテレビの時報も重要な情報ですので、視野に入っているかを確認しましょう。さらに、外の景色や、太陽の光の色の変化などの話題も、相手に時間経過を感じさせることのできる重要な情報になります。

　また、難聴の有無や程度についても、コミュニケーションで観察することが重要です。

　認知機能に合わせた RO により、**見当識障害による混乱と、混乱がもたらす苦痛の緩和に役立てることができる**と考えられます。

（猪飼やす子）

表1　認知症別の見当識障害の特徴

種別	見当識障害の特徴
アルツハイマー型認知症	▶時間的見当識障害が現れ、次いで地誌的見当識障害（場所）が出現する ▶頭頂葉、側頭葉が特に侵されやすいため、自分の位置を把握する能力が損なわれる
レビー小体型認知症	▶見当識障害は比較的軽度であるが、幻覚や失認により生じることがある
脳血管性認知症	▶半側空間無視により生じやすい

河野和彦：中核症状②見当識障害．河野和彦監修，ぜんぶわかる認知症の事典 - 4大認知症をわかりやすくビジュアル解説 -，成美堂出版，東京，2016：105．を参考に作成

表2　リアリティ・オリエンテーションの種別

項目	24時間RO	クラスルームRO
対象数・形態	個別に1名ずつ	3～4人、多くても7～8人で比較的似た対象者のグループ
場所	対象者が生活している場	決まった同じ場所
頻度	毎日のケアのなかで随時	1～2回／日、1回30分程度を毎日、少なくとも週3～4回
時間		同じ時間
備品	カレンダー、時計、新聞、テレビ、ラジオなど	ホワイトボード、カレンダー、時計など

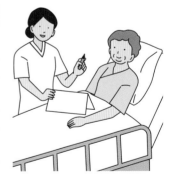

山根寛：最近注目されている非薬物療法 リアリティ・オリエンテーションの現状と課題．認知症の最新医療 2012；2(4)：176．より引用

文献

1 ）河野和彦監修：ぜんぶわかる認知症の事典 - 4大認知症をわかりやすくビジュアル解説 -．成美堂出版，東京，2016：105．
2 ）Taulbee LR, Folsom JC. Reality orientation for geriatric patients. *Hosp Community Psychiatry* 1966；17(5)：133-135.
3 ）山根寛：最近注目されている非薬物療法 リアリティ・オリエンテーションの現状と課題．認知症の最新医療 2012；2(4)：175-178．
4 ）Spector A, Davies S, Woods B, et al. Reality orientation for dementia: a systematic review of the evidence of effectiveness from randomized controlled trials. *Gerontologist* 2000；40(2)：206-212.

Part 4
認知症

11 認知症は 予防（発症を遅らせること）ができる

> ## 降圧や血糖コントロールが認知症の発症に影響する

認知症は生活に大きな影響を及ぼす疾患です。政府は、令和元年（2019年）に認知症施策推進大綱を取りまとめました[1]。その基本的な考え方は、認知症の発症を遅らせ、認知症になっても希望をもって日常生活を過ごせる社会をめざし、認知症の人や家族の視点を重視しながら「共生」と「予防」を車の両輪として施策を推進することです。認知症の予防とは、認知症の発症を遅らせることを意味しています。

WHOは、2019年5月に認知症のリスクの低減に向けたガイドライン[2] **❶** を発表しました。エビデンスの強さを表1に示します。

このガイドライン作成に携わった医学雑誌 *Lancet* は、2020年に「**認知症発症の危険因子12項目**」 **❷** を報告し[3]、**これらの危険因子を予防すると認知症の発症を40%遅延させる可能性がある**としています（表2）。

特に、**高血圧、糖尿病、心不全など慢性疾患の管理が重要**です。中年期の高血圧は、老年期認知症の発症リスク増加と関連[2]し、心不全では認知機能が全般的に低下しますが、降圧によりリスク軽減ができます[4]。また、インスリン分解酵素は、アルツハイマー型認知症の原因とされるアミロイドβの分解作用をもちますが、糖尿病ではこの作用が低下し、アミロイドβの蓄積により細胞の変性（老人斑）や脱落が進むため、適切な血糖コントロールが重要です[2]。

（猪飼やす子）

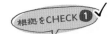

根拠をCHECK **❶** ✓

WHOガイドライン：認知機能低下および認知症のリスク低減（2019）

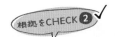

根拠をCHECK **❷** ✓

2017年における危険因子①〜⑨に、さらに⑩〜⑫の3項目が追加された：①教育機会の少なさ、②高血圧症、③聴覚障害、④喫煙、⑤肥満、⑥うつ病、⑦身体的不活動、⑧糖尿病、⑨社会的接触の低下、⑩過剰飲酒、⑪頭部外傷、⑫大気汚染。

文献

1）厚生労働省：認知症施策推進大綱について．2019．
https://www.mhlw.go.jp/stf/seisakunitsuite/bunya/0000076236_00002.html（2022.9.10. アクセス）
2）日本総合研究所：WHOガイドライン 認知機能低下および認知症のリスク低減．2019．
https://www.jri.co.jp/MediaLibrary/file/column/opinion/detail/20200410_theme_t22.pdf（2022.9.10. アクセス）
3）Livingston G, Huntley J, Sommerlad A, et al. Dementia prevention, intervention, and care：2020 report of the Lancet Commission. *Lancet* 2020；396(10248)：413-446.
4）Qiu C, Winblad B, Marengoni A, et al. Heart failure and risk of dementia and Alzheimer disease: a population-based cohort study. *Arch Intern Med* 2006；166(9)：1003-1008.
5）長寿科学振興財団健康長寿ネット：地中海食の特徴．2019．
https://www.tyojyu.or.jp/net/kenkou-tyoju/shokuhin-seibun/chichukaishoku-tokucho.html（2022.9.10. アクセス）

表1　認知症のリスクの低減に向けたガイドラインの介入項目とエビデンス一覧

介入	内容	対象者	エビデンスの質	推奨度
運動	運動	認知機能正常者	中	強く推奨
	運動	軽度認知障害	低	条件付き推奨
禁煙	禁煙	喫煙者	低	強く推奨
栄養	地中海食*	認知機能正常者　軽度認知障害	中	条件付き推奨
	健康的でバランスのとれた食事	すべての成人	低〜高	条件付き推奨
	ビタミンB、E、多価不飽和脂肪酸（EPA、DHAなど）、多成分サプリ		中	強く推奨しない
飲酒	危険飲酒行動の減少、中断	認知機能正常者　軽度認知障害	中（観察研究）	条件付き推奨
認知トレーニング		認知機能正常者　軽度認知障害	非常に低い〜低	条件付き推奨
社会参加	認知症予防目的の社会参加のエビデンスは不十分だが、社会参加や社会的支援は健康と強く関連しており、生涯を通して社会的包摂（ソーシャル・インクルージョン）を推進するべき			
減量		中年期肥満	低〜中	条件付き推奨
高血圧	WHOガイドラインに則った降圧	高血圧患者	低〜高	強く推奨
	認知症予防のための降圧	高血圧患者	認知症では非常に低い	条件付き推奨
糖尿病	WHOガイドラインに則った糖尿病治療	糖尿病患者	非常に低い〜中	強く推奨
	認知症予防のための糖尿病治療	糖尿病患者	非常に低い	条件付き推奨
高脂血症	中年期高脂血症の治療		低	条件付き推奨
うつ	認知症予防目的の抗うつ薬のエビデンスは不十分だが、うつ病患者にはWHOガイドラインに沿って抗うつ薬や心理療法を実施するべき			
難聴	認知症予防目的の補聴器の使用を推奨するエビデンスは不十分だが、高齢者にはWHOガイドラインに沿った難聴スクリーニング、介入を行うべき			

日本総合研究所：WHOガイドライン 認知機能低下および認知症のリスク低減．2019：vii-viii．
https://www.jri.co.jp/MediaLibrary/file/column/opinion/detail/20200410_theme_t22.pdf（2022.9.10.アクセス）を参考に作成
＊ 「地中海食」とは、果物や野菜を豊富に使う、乳製品や肉よりも魚を多く使う、オリーブオイル、ナッツ、豆類、全粒粉など未精製の穀物をよく使う、適量の赤ワインを食事と一緒に飲むなどの特性をもつ食事[5]（筆者注）

表2　認知症発症の12リスク因子の人口に起因する割合

	認知症発症のリスク因子	認知症の相対リスク(95% CI)	当該リスク因子が完全に排除された場合に認知症発症をどの程度抑えることができるか
45歳未満	教育機会の少なさ	1.6 (1.3 – 2.0)	7.1%
45歳以上〜65歳未満	難聴	1.9 (1.4 – 2.7)	8.2%
	頭部外傷	1.8 (1.5 – 2.2)	3.4%
	高血圧	1.6 (1.2 – 2.2)	1.9%
	アルコール摂取機会（＞21単位/週）	1.2 (1.1 –1.3)	0.8%
	肥満（BMI ≧ 30）	1.6 (1.3 – 1.9)	0.7%
65歳以上	喫煙	1.6 (1.2 – 2.2)	5.2%
	うつ	1.9 (1.6 – 2.3)	3.9%
	社会的孤立	1.6 (1.3 – 1.9)	3.5%
	運動不足	1.4 (1.2 – 1.7)	1.6%
	糖尿病	1.5 (1.3 – 1.8)	1.1%
	大気汚染	1.1 (1.1 – 1.1)	2.3%

Livingston G, Huntley J, Sommerlad A, et al. Dementia prevention, intervention, and care: 2020 report of the Lancet Commission. *Lancet* 2020；396(10248)：413-446.

12 PCCに基づく 認知症ケアマッピングは BPSDを改善する

▶ 病院・在宅でのケアの質向上などにも 活かせる

認知症ケアマッピング（dementia care mapping：DCM）は、パーソン・センタード・ケア（PCC）が実践されている施設で暮らしている認知症高齢者の行動などを詳細に観察し、業務中心ではなく人を中心としたケアが提供されているかを評価する方法[1]です。❶ **DCMにより、行動・心理症状（BPSD）の改善のエビデンスが示されています[2][3]。**

1. DCMの方法

DCMの方法[4]は、専門研修を受けたスタッフ（マッパーと呼ぶ）が、施設の食堂などの共有スペースでの認知症高齢者5名前後の行動などを、5分ごとに6時間以上定められた方法で記録します。その結果を介護現場のスタッフにフィードバックし、ケアを向上させるための行動計画を立案し、ケアを実践するという流れをくり返します（図1、図2）。

2. DCMの記録

マッパーは「食べる」「歩く」など、あらゆる行動に付与されているアルファベット（行動カテゴリー・コード、behaviour category coding：BCC）を記録し（表1）[4]、それらについて、きわめてよい状態から、きわめてよくない状態までをアセスメントし、6段階（＋5、＋3、＋1、－1、－3、－5）で記録します。そして、ME（mood-engagement）値（表2）と呼ばれる個人の価値を低める行為のコード（personal detraction：PD）と、個人の価値を高める行為のコード（positive event：PE）を記録します。

認知症ケアマッピングを記録する"マッパー"になるためには、

根拠をCHECK ❶ ✓

PCCを提唱したKitwood博士とBradford大学の認知症研究グループが開発した。

イギリスで開発された専門研修を受ける必要があります。DCM は
施設に適用されるものですが、ケアを改善していくこの考え方と方
法は、病院や在宅医療のケアの質の評価や向上に活かせると考えら
れます。

（猪飼やす子）

図1　認知症ケアマッピングのプロセス

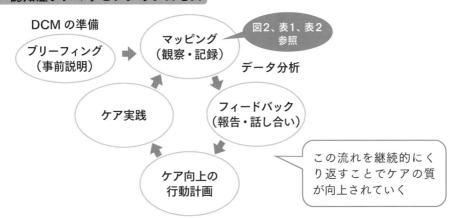

鈴木みずえ：パーソン・センタード・ケアの理論と実践 - パーソン・センタード・ケアの理念と認知症ケアマッピング（DCM）-.
日早期認知症会誌 2014；7(1)：46. より転載

マッパーが BCC、ME 値を5
分ごとに6時間以上記録する

図2　マッピングのデータ処理シート（一部）

参加者名	時間	0:00	0:05	0:10	0:15	0:20	0:25	0:30	0:35	0:40	0:45	0:50	0:55	1:00	1:05
参加者1	BCC														
	ME														
参加者2	BCC														
	ME														
参加者3	BCC														
	ME														
参加者4	BCC														
	ME														

パーソン・センタード・ケアと認知症ケアマッピング（DCM）ホームページ：DCM について.
http://www.dcm-obu.jp/about.html（2022.9.10. アクセス）より転載

文献

1）鈴木みずえ，服部英幸，阿部邦彦，他：介護老人保健施設における認知症高齢者の生活支障ケアプランニングツールの有効
　性 - パーソン・センタード・ケアを基盤としたケア介入の効果 -. 日老医誌 2019；56(3)：312-322.
2）Chenoweth L, King MT, Jeon YH, et al. Caring for Aged Dementia Care Resident Study (CADRES) of person-centered care,
　dementia-care mapping, and usual care in dementia: a cluster-randomised trial [published correction appears in *Lancet Neurol*
　2009 May；8(5)：419]. *Lancet Neurol* 2009；8(4)：317-325.
3）日本老年看護学会 2016・2017 年度 研究・教育活動推進委員会：高齢者看護ケアガイドライン作成に向けた教育・研究活動
　成果報告書. 2018：111-112. http://184.73.219.23/rounenkango/houkoku/guideline.html（2022.9.10. アクセス）
4）鈴木みずえ：パーソン・センタード・ケアの理論と実践 - パーソン・センタード・ケアの理念と認知症ケアマッピング（DCM）-.
　日早期認知症会誌 2014；7(1)：44-52.
5）パーソン・センタード・ケアと認知症ケアマッピング（DCM）ホームページ：DCM について.
　http://www.dcm-obu.jp/about.html（2022.9.10. アクセス）

4
認知症
高齢者・

表1　行動カテゴリー・コード（BCC）

アセスメントし、6段階で記録する

コード	記憶のヒント	カテゴリーの要素
A	Articulation	言語的、非言語的な周囲の人との交流
B	Borderline	周囲への関心はあるが、受身であること
C	Cool	周囲に関心をもたず、自分の世界に閉じこもっていること
D	Doing for self	自分の身の回りのことをすること
E	Expression	表現活動、創造的活動にかかわる
F	Food	飲食
G	Games	回想する、人生を振り返る
I	Intellectual	知的能力を主に使う活動
J	Joints	身体活動やスポーツ
K	Kum and Go	介助なしで歩くこと、立っている、移動する
L	Labour	楽しみや気分転換のための余暇活動にかかわる
N	Nod,land of	睡眠、居眠り

コード	記憶のヒント	カテゴリーの要素
O	Own care	物とかかわる、物の愛着・こだわりを示す
P	Physical care	身体的なケアを受ける
R	Religion	宗教的行為（信仰・信心）
S	Sex	性的な関心や行為にかかわる
T	Timalation	感覚を用いたかかわり
U	Unresponded	コミュニケーションを試みる、または苦痛を感じている様子だが誰からも反応がない
V	Vocational	仕事や仕事に類似した活動にかかわる
W	Withstanding	持続的な自己刺激の反復
X	X-cretion	排泄と関係する事柄
Y	Yourself	実際にはそこにいない対象と交流をもつこと
Z	Zero option	上記のカテゴリーに分類されない行動

ドーン・ブルッカー、クレア・サー著，認知症介護研究研修大府センター訳：認知症ケアマッピング第8版 - 理念と実践．日本語版第4版，認知症介護研究研修大府センター，愛知，2011.
鈴木みずえ：パーソン・センタード・ケアの理論と実践 - パーソン・センタード・ケアの理念と認知症ケアマッピング（DCM）-．日早期認知症会誌 2014；7(1)：47．より転載

表2　ME値

個人の価値を低める行為のコード（PD）	個人の価値を高める行為のコード（PE）
"くつろぎ(やすらぎ)"のニーズを阻害し、パーソンフッドを損なう行為	"くつろぎ(やすらぎ)"のニーズを満たし、パーソンフッドを高める行為
PD1　怖がらせること	PE1　思いやり（優しさ・暖かさ）
PD2　後回しにすること	PE2　包み込むこと
PD3　急がせること	PE3　リラックスできるペース
"アイデンティティ（自分が自分であること）"のニーズを阻害し、パーソンフッドを損なう行為	"アイデンティティ（自分が自分であること）"のニーズを満たし、パーソンフッドを高める行為
PD4　子ども扱いすること	PE4　尊敬すること
PD5　好ましくない区分け	PE5　受け入れること
PD6　侮辱すること	PE6　喜び合うこと
"愛着、結びつき"のニーズを阻害し、パーソンフッドを損なう行為	"愛着、結びつき"のニーズを満たし、パーソンフッドを高める行為
PD7　非難すること	PE7　尊重すること
PD8　騙したり、欺くこと	PE8　誠実であること
PD9　わかろうとしないこと	PE9　共感をもってわかろうとすること
"たずさわること"のニーズを阻害し、パーソンフッドを損なう行為	"たずさわること"のニーズを満たし、パーソンフッドを高める行為
PD10　能力を使わせないこと	PE10　能力を発揮させること
PD11　強制すること	PE11　必要とされる支援をすること
PD12　中断させること	PE12　関わりを継続できるようにすること
PD13　物扱いすること	PE13　共に行うこと
"共にあること"のニーズを阻害し、パーソンフッドを損なう行為	"共にあること"のニーズを満たし、パーソンフッドを高める行為
PD14　差別すること	PE14　個性を認めること
PD15　無視すること	PE15　共にあること
PD16　のけ者にすること	PE16　一員として感じられるようにすること
PD17　あざけること	PE17　一緒に楽しむこと

鈴木みずえ：パーソン・センタード・ケアの理論と実践 - パーソン・センタード・ケアの理念と認知症ケアマッピング（DCM）-．日早期認知症会誌 2014；7(1)：48．より転載

13 認知症高齢者のBPSDの緩和にアロマテラピーが役立つ

非薬物療法として行われるアロマテラピー

認知症高齢者の行動・心理症状（BPSD）への対応は、非薬物療法が第一選択であり[1]、まずはじめに検討する必要があります。その選択肢の1つに、芳香療法（アロマテラピー）があります。アロマテラピーとは、ペパーミントやローズなどの香りのよい植物からとれる純粋なエッセンシャルオイルを使用し、不眠など健康上の問題を緩和したりQOLを向上させる療法をいいます[2]。

コクラン・ライブラリーが2020年に報告したBallら[3]による認知症高齢者へのアロマテラピーの有効性のエビデンスの質は、非常に低いと評価されています。❶ この論文は、認知症高齢者へのアロマテラピーの有効性と安全性を評価することを目的に実施され、708人の認知症高齢者が参加した13研究を採択しています。❷ 介入方法は表1に示すものなどがありました。❸ アロマテラピーによる効果は、焦燥、不穏、ならびに興奮などの認知症に伴う行動障害の改善、抑うつの軽減などがみられています。

コクラン・ライブラリーでは、2014年にも認知症高齢者のアロマテラピーの有効性を検討しており[2][4]、アロマテラピーは医療者や家族などからの関心が高いことがうかがわれます。アロマテラピーの有効性を明らかに示すためにも、介入研究は適切な研究デザインにより実施される必要があり、今後もデータの集積が必要です。

（猪飼やす子）

根拠をCHECK ❶

データを報告していない研究がみられたため、エビデンスの質の評価は非常に低いものとなっている。

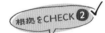
根拠をCHECK ❷

そのうち12研究がケア施設で実施され、9研究でBPSDの生じている認知症高齢者を対象にしていた。

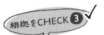
根拠をCHECK ❸

使われた香りは、ラベンダー8研究、レモンバーム4研究、ラベンダーとレモンバーム、ラベンダーとオレンジ、杉抽出物各1研究。

4
認知症

高齢者・認知症

表1　Ball らによる研究で行われた主な介入方法

使用されたオイル	方法
10％レモンバームオイルとベースオイル	腕と顔に1～2分間局所塗布、1日2回
10％レモンバームオイル	手と上腕を1～2分間マッサージ、1日2回
2％未満のレモンバームオイル	前腕を1分間穏やかにこする、1日2回
3％ラベンダーミストアロマセラピー	胸の上部に3回噴霧し、1日2回ハンドマッサージ
杉抽出物を含む蒸留溶液 2.3mL	居住者の居間と寝室に置き、籐の棒を用いて拡散
アロマオイル	週2回マッサージ
ラベンダーオイル	就寝時に背中、首に塗布し、ディフューザーを20分間使用
ラベンダーオイル	ディフューザーにより夜間1時間吸入
ラベンダーオイル	5つの指圧ポイントに塗布、5分間のウォームアップ運動、1日1回

TOPICS

アロマテラピーと中核症状（見当識障害、記憶障害など）

香りを嗅ぐことにより、昔の記憶が呼び起こされる体験をしたことはありませんか？
アロマテラピーは、嗅覚により嗅細胞、および嗅球を介在して、感情や本能的な行動を司る大脳辺縁系や自律神経に関与する視床下部に刺激を与えます。この刺激が情動を落ち着かせ、自律神経系のはたらきを整えることに役立ちます。
アロマテラピーにより、軽度から中等度のアルツハイマー型認知症高齢者において、見当識障害の改善がみられたとの報告[1]があります。見当識障害の土台には、記憶障害があります。記憶を司る海馬は大脳辺縁系にあり、ニューロンを産生しています。アロマテラピーによる香りの刺激により、ニューロン産生が促進され、見当識の改善がみられた[1]と考えられています。

文献
1）木村有希, 綱分信二, 谷口美也子, 他：アルツハイマー病患者に対するアロマセラピーの有用性. 日痴呆ケア会誌 2005；19(1)：77-85.

文献

1）日本神経学会監修, 「認知症疾患診療ガイドライン」作成委員会編：認知症疾患診療ガイドライン2017. 医学書院, 東京, 2017：231.
2）Forrester LT, Maayan N, Orrell M, et al. Aromatherapy for dementia. *Cochrane Database Syst Rev* 2014；(2)：CD003150.
3）Ball EL, Owen-Booth B, Gray A, et al. Aromatherapy for dementia. *Cochrane Database Syst Rev* 2020；8(8)：CD003150.
4）日本老年看護学会 2016・2017年度 研究・教育活動推進委員会：高齢者看護ケアガイドライン作成に向けた教育・研究活動成果報告書. 2018：116-120.
　　http://184.73.219.23/rounenkango/houkoku/guideline.html（2022.9.10. アクセス）

認知症

14 ユマニチュードによる介入は認知症高齢者への精神症状の緩和に役立つ

認知症ケアの技法として注目される非薬物療法

　ユマニチュードは認知症高齢者へのケア技法で、非薬物療法の1つです。**認知症高齢者へのコミュニケーションに有益であることが経験的に蓄積されており、注目を集めています。**

　ユマニチュードとは、フランスの体育教師であるイヴ・ジネストとロゼット・マレスコッティにより創作された、認知症高齢者へのコミュニケーション技法です。

1. ユマニチュードで用いられる技術

　ユマニチュードの哲学❷を具現化する4つの柱（表1）である「見る」「話す」「触れる」「立つ」の技術を用い、これらの技術を単独で用いずに、同時に2つ以上実施（マルチモーダル）してコミュニケーションをとる技法がユマニチュードです[3]。

「見る」は、相手の正面から視界に入り、水平の視線で目を合わせます。視線と視界のもつ意味ですが、仰臥位で臥床時の視界と視線、および立位の視界と視線とを比較してみましょう。立位は視界が広く、相手と水平に視線を合わせることが可能ですが、仰臥位では、視界は天井となり、相手が屈まなければ見下ろされる視線を受け続けることになるため、心理的に不快になります。

「話す」では、ケア提供者が自分の動きを実況中継する「オートフィードバック」という技術を用いて、話し続けながらかかわります。

「触れる」では、手のひらを用いて、背中や肩などの感覚が比較的鈍感な部分をゆっくりと触れます。手をつかまれると、認知機能に問題がなくとも不快な気持ちになります。❸ この不快な気持ちが、認知症高齢者のストレスとなり、**ストレスに対処できない場合にBPSDの形で表出されますので、手はつかまずに下から支えるように**します。

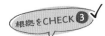

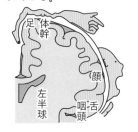

根拠をCHECK ❶

エビデンスの確立にはまだ至っておらず、その効果についての研究が現在、進められている[1][2]。

根拠をCHECK ❷

ユマニチュード（humanities）の語源は、人間性（humanity）であり、「あなたは人間であり、そこに存在している大切な存在である」という哲学が根底に流れている。

根拠をCHECK ❸

ペンフィールドのホムンクルスは、触覚の鋭敏な部位を示したもので、手、顔、舌などが大きく描かれている。

4
認知症

高齢者・

2. 一連のかかわり方

　ユマニチュードの一連のかかわり方の「5つのステップ」を図1に示します。このかかわりで認知症高齢者からポジティブな反応を引き出しやすくなります。

　認知症高齢者へのケアは、毎回その時が新しい出会いといえます。毎回、あいさつと自己紹介から始め、認知症高齢者にケアの同意を得ながらかかわることが大切です。

（猪飼やす子）

表1　ユマニチュードの4つの柱

見る	▶水平の視線は相手に平等な関係性を伝え、水平に正面から見ることで正直さ、ポジティブ、愛情を表現する
話す	▶穏やかにゆっくり、前向きな言葉を用いて話しかける ▶認知症高齢者から返事がないか、意図した反応がみられない場合は、ケア提供者が自分の手の動きを実況中継する「オートフィードバック」を用い、言葉を絶やさないようにする
触れる	▶手のひらなど広い面積で、ゆっくりやわらかく触れ、優しさ、愛情を表現する ▶触れる順序は、肩や背中から触れる。手や顔は敏感な部位である
立つ	▶立って歩くことは、人間であることの尊厳を自覚する手段である ▶立つことは関節運動となり呼吸循環器系機能を活性化させる

本田美和子, ロゼット・マレスコッティ, イヴ・ジネスト：ユマニチュード入門. 医学書院, 東京, 2014：40-83. を参考に作成

図1　ユマニチュードの5つのステップ

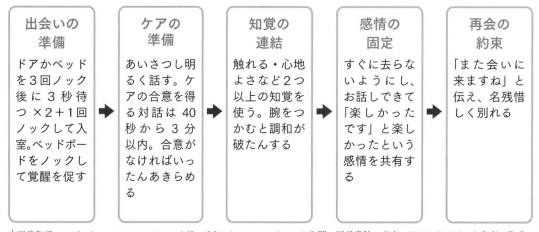

本田美和子, ロゼット・マレスコッティ, イヴ・ジネスト：ユマニチュード入門. 医学書院, 東京, 2014：93-133. を参考に作成

文献

1）石川翔吾, 菊池拓也, 本田美和子, 他：認知症ケア技法ユマニチュードにおけるコミュニケーションスキルの分析. 人工知能学会第2種研究会資料 2014：1-4.
2）本田美和子, 佐々木勇輝, 盛真知子, 他：ユマニチュードの Evidence-Based Care の実現に向けたマルチモーダルコミュニケーションの評価. 人工知能学会全国大会論文集 2017：1-2.
3）本田美和子, ロゼット・マレスコッティ, イヴ・ジネスト：ユマニチュード入門. 医学書院, 東京, 2014.
4）練馬区社会福祉事業団：【認知症予防】手は第2の脳. 2020.
https://www.nerima-swf.jp/news/213?office=7（2022.9.10. アクセス）

15 認知症高齢者への回想法は抑うつの軽減に有効

人生を振り返り、自尊心の向上を図る

　軽度から中等度の認知症高齢者への回想法は、抑うつの軽減に有効です。コクラン・ライブラリー[1]による報告では、抑うつ改善の効果はないとの結果ですが、**日本人が対象のランダム化比較試験[2]では抑うつの軽減を認めており、回想法の有効性が報告されています。**

　回想法とは、認知症をもつ人が過去を回想し、周囲が受容、共感しながら傾聴することにより、認知症をもつ人の人生の再評価を促し、自尊心の向上を図る治療法[3]💬**1** です。

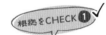
根拠をCHECK **1** ✓

1963 年に精神科医のロバート・バトラー[4]により提唱された。

1. 抑うつ改善・予防に役立つ理由

　認知症の代表的な症状は記憶障害です。記憶とは、物事を覚える「記銘」、覚えたことをとどめる「保持」、覚えていることを必要時に引き出す「想起」の 3 つの脳内における過程をさします。また、記憶には、内容と時間軸との分類があります（図 1、2）。記憶障害には認知症の種類により、特徴があります（表 1）。

　日本人の認知症で最も多いアルツハイマー型認知症では、エピソード記憶（特に近時記憶）が障害され、意味記憶も徐々に低下します。回想法は、最近の記憶保持は困難であっても、昔の記憶は保持されているという特徴を活かすことができます。**昔のことを思い出して言葉にすることや、自分の語りを人に聴いてもらうという満足感により脳が活性化されて精神的な安定が得られることから、回想法は抑うつ症状の改善や予防に役立ちます。**

2. 実施の方法

　回想法には、個人が自伝的に聞き手に語るもの、グループになり子ども時代、学生時代などの特定のテーマについて話し合うものがあります。グループで実施する場合は、性別や座る順番などの環境面の配慮が必要です。

また、記憶の想起を助けるために、写真や本、駄菓子、ぬいぐるみやおもちゃ、音楽などを用います。今はインターネットやCS放送などで、昔の番組を手軽に鑑賞することが可能になりました。

日常的なコミュニケーションに、回想法のエッセンスを取り入れてみてはいかがでしょうか。例えば清拭などの生活援助時に、「お生まれはどちらですか？」「どんなお子さんだったのですか？」「お父さま、お母さまはどのような方でしたか？」などと声をかけてみて、お話を引き出してみましょう。対象理解が深まり、より個別性のある援助を導き出せると思います。

（猪飼やす子）

図1　内容に基づく記憶の分類

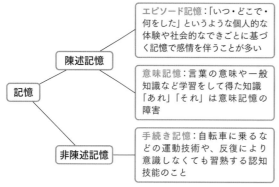

河野和彦：中核症状①記憶障害．河野和彦監修，ぜんぶわかる認知症の事典 - 4大認知症をわかりやすくビジュアル解説 -，成美堂出版，東京，2016：102-103．を参考に作成

図2　想起するまでの時間による記憶の分類

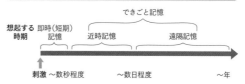

日本神経学会監修，「認知症疾患診療ガイドライン」作成委員会編：認知症疾患診療ガイドライン2017．医学書院，東京，2017：21．より引用

表1　認知症の種類と記憶障害の内容

認知症の種類	記憶障害の内容
アルツハイマー型認知症	▶数十秒から数日の近時記憶が障害される
脳血管性認知症	▶視床や後大動脈領域、角回が障害部位であると記憶障害が出やすく、記銘や想起に時間がかかる ▶保持は比較的良好に保たれる
レビー小体型認知症	▶幻視などの視覚情報に関連する記銘力低下がみられる
前頭側頭型認知症	▶記憶障害より行動障害が強い、常同行動がみられる

文献

1）Woods B, O'Philbin L, Farrell EM, et al. Reminiscence therapy for dementia. *Cochrane Database Syst Rev* 2018；3(3)：CD001120.
2）山本由子：ライフレビューとメモリーブックによる認知症高齢者の行動変容と多職種連携への検証．科学研究費助成事業 研究成果報告書．https://kaken.nii.ac.jp/file/KAKENHI-PROJECT-26463472/26463472seika.pdf（2022.9.10. アクセス）
3）日本神経学会監修，「認知症疾患診療ガイドライン」作成委員会編：認知症疾患診療ガイドライン2017．医学書院，東京，2017：21，231．
4）Butler RN. The life review: an interpretation of reminiscence in the aged. *Psychiatry* 1963；26：65-76.
5）河野和彦監修：ぜんぶわかる認知症の事典 - 4大認知症をわかりやすくビジュアル解説 -．成美堂出版，東京，2016：102-103．
6）日本認知症ケア学会編：認知症ケアの基礎 改訂4版．ワールドプランニング，東京，2016：53，63，65，69．

認知症

16 認知症高齢者への PCCによる組織からの 介入は生活の質を向上する

❯ VIPS の要素から組織のケアを振り返る

認知症高齢者へのパーソン・センタード・ケア（PCC）を用いた組織的な介入は、生活の質（QOL）の向上に有効です[1] [2]。Chenoweth ら[2]は、組織レベルで実施した PCC の有効性に関するシステマティックレビューとメタアナリシスを実施し、組織で PCC を実践するため、VIPS フレームワーク❶（表1）に基づいた介入が病院、および長期療養施設の認知症高齢者に提供されていたことを報告しています。

VIPS とは PCC が成立するための４要素であり、すでに実証されています。PCC には、この VIPS のすべての要素が含まれていることが必要不可欠です。

例えば認知症高齢者で、食事摂取量が低下している方への援助を VIPS で考えてみます。まず、今までの好みの食べ物や習慣について本人と家族から情報を収集します（V、I）。情報収集の内容がきっかけとなり、かかわりや話す機会を増やしていくと、認知症高齢者の体験や視点で、できごとをみることができるようになります（P）。このように食事の援助を通してかかわることにより、支援および支援者が増えていき、ケアが充実します（S）。

組織的な PCC の評価は、The Short Observation Framework for Inspection, version 2 (SOFI 2)、The 76-item Person-Centred Environment and Care Assessment Tool (PCECAT) を用いて行われました[2]。また、生活の質の評価には、表2に示す５つの評価尺度が使われていました。Chenoweth らは生活の質以外に、神経精神症状、焦燥、抑うつ、Well-being のエビデンスについても評価しています。

認知症高齢者への PCC を用いた組織的な援助は、生活の質向上への効果が示されており、今後は、ケア提供者への PCC の教育が重要になると考えられます。

（猪飼やす子）

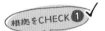
根拠をCHECK ❶

VIPS フレームワークは PCC を生み出した Kitwood の弟子である Brooker が示した枠組み（2004）。組織による介入を振り返り PCC をよりよくするための具体策を検討するために用いる。

4
認知症
高齢者・

表1　組織介入における VIPS フレームワークの４要素と概要

VIPS 4要素	組織介入における VIPS フレームワークの概要
V Valuing people 人々の価値を認めること	価値を認める：サービスユーザーとスタッフの価値を認める （Valuing people：valuing service user and service staff） ▶組織は、スタッフの熟練したトレーニングと能力開発をサポートし、ユーザーのニーズを満たすようにケアを提供する
I Individualized care 個人の独自性を 尊重すること	個別ケア：ユーザーを個人として扱い、個々のケアプランを立てて定期的に評価する （Individualized care：treating people as individuals） ▶スタッフはユーザーの生活史を理解し、ニーズと能力を満たすためにさまざまなアクティビティを用いて援助する
P Personal perspectives その人の視点に立つこと	個人的視点：認知症の人の視点から世界を見る （Personal perspective：looking at world from perspective of person with dementia） ▶ユーザーは、日常的に好み、同意、意見を求められる ▶スタッフは、ユーザーの立場に身を置き、自分の視点から決定について考える能力を示す ▶騒音、温度などの環境は、ユーザーが安心できるよう日常的に管理されている ▶痛みの評価など認知症をもつ人の身体的健康に十分な注意を払い、個人の権利は保護される
S Social environment 相互に支え合う社会的 環境を提供すること	社会環境：スタッフ／サービスユーザーの関係を含む人間関係全体の環境 （Social environment：the total human relationship environment, including staff／service user relationships） ▶スタッフは、すべてのユーザーが会話に参加できるように支援し、認知機能・精神的機能にかかわらず、他のユーザーとの関係構築を支援する ▶ユーザーはスタッフに敬意をもって扱われる ▶ユーザーには快適さの雰囲気があり、恐れは真剣に受け止められ、精神的苦痛のなかで長期間１人にされることはない ▶スタッフは、認知機能障害のあるユーザーを含むユーザーが、自分のケアや日常生活動作（ADL）に積極的に取り組み、感情のないオブジェクトとして扱わないよう支援する ▶地域の施設を利用し、地域の人びとの定期訪問を奨励している

表2　生活の質のエビデンス評価にて使用されている尺度

尺度名の略	尺度名
QOL-AD	Quality of Life in Alzheimer's Disease：Patient and Caregiver Report
DEMQOL	Measurement of health-related quality of life for people with dementia：development of a new instrument（DEMQOL）
QUALIDEM	quality of life measure for people dementia
QUALID	The quality of life in late-stage dementia
EQ-5D	Euro Qol 5 Dimension

Chenoweth L, Stein-Parbury J, Lapkin S, et al. Effects of person-centered care at the organisational-level for people with dementia. A systematic review. *PLoS One* 2019；14(2)：e0212686.

文献

1）鈴木みずえ，亀井智子：パーソン・センタード・ケアの最新のエビデンスと展望 - 最新のメタアナリシスとその後の発展 -. 日早期認知症会誌 2020；13(2)：15-21.

2）Chenoweth L, Stein-Parbury J, Lapkin S, et al. Effects of person-centered care at the organisational-level for people with dementia. A systematic review. *PLoS One* 2019；14(2)：e0212686.

3）ドーン・ブルッカー，イザベル・レイサム著，水野裕監訳，村田康子，中川経子訳：よいケア文化の土壌をつくる VIPS ですすめるパーソン・センタード・ケア 第2版. クリエイツかもがわ，京都，2021.

Part 5

救急看護

救急看護領域と聞くと、直接患者さんの対応をしたことがないと思われる人もいるかもしれません。しかし、院外・院内どこであっても、患者さんは急変します。Part 5 では救急外来に限らず、急激に発症し対応が求められる脳卒中・心筋梗塞・けいれん・腰背部痛などについて、最新の根拠をもとに解説しています。また、低体温療法・大量輸血・自殺企図患者については、初期の対応が重要であり、緊急度が高い状態では病院内の多職種によるチーム力を十分に発揮する必要があります。多くの救急患者さんは、このような危機的状況を乗り越えて、回復への道を歩み始めます。突然訪れる急変に対して、どのような治療やケアを必要とするか、病棟・外来・地域などすべての場で活躍する看護師が知っておきたいケアを紹介しています。

救急 1 | 脳梗塞は発症時間によって治療の適応が変わる

▶ 発見時間ではなく、「発症時間」が重要

　脳卒中のなかでも脳梗塞は、当初、**脳梗塞発症から3時間以内の使用に限られていた経静脈血栓溶解療法**（遺伝子組み換え組織プラスミノゲン・アクティベータ：アルテプラーゼ〈rt-PA〉）が、**4.5時間以内の使用に延びました**[1]。しかし、発症後4.5時間以内であっても、治療開始が早ければ早いほど良好な転機が期待できます。rt-PA静注療法は発症後4.5時間以内にしか使用できません。この脳梗塞の発症時間は発見時間とは違います。

　では、図1ではどちらの場合にrt-PAが適応になるでしょうか？この場合、例2は発症3時間以内と考えられるので、すみやかにrt-PAが使用できます。rt-PAが使用できる発症4.5時間以内というのは、**最終健常確認時間から4.5時間以内**になります。

図1　脳梗塞発症時の経過例

	例1		例2
21：00	消灯時、いつも通りの言動を確認	21：00	消灯時、患者は特に問題なかった
	⋮	04：00	患者が普段通りにトイレへ行ったことを夜勤の看護師が確認
06：00	検温時に入室したら患者に片麻痺があり、呂律障害も出現していた。患者や周囲の人も、誰も症状が出た時間がわからなかった	06：00	検温時に入室したら患者に片麻痺があり、呂律障害も出現していた
07：00	緊急でCT検査を実施し、脳梗塞と診断	07：00	緊急でCT検査を実施し、脳梗塞と診断

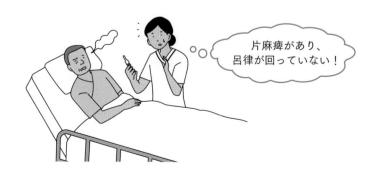

片麻痺があり、呂律が回っていない！

発症時間が不明な場合は、MRI 検査などで評価できる場合もあります、❶検査に時間を要すること、また、MRI 検査を緊急で受けられる施設や判断できる医師が常駐しているとは限らないため、画像検査の判断材料の 1 つとなるでしょう。また rt-PA 静注療法は、禁忌事項や合併症があり、早急に本人や家族に病状を説明し、治療を開始する必要があります。発症後、rt-PA 静注療法を実施しても血流再開が得られなかった場合や、rt-PA を使用できない患者は、8 時間以内であれば、脳血栓回収機器による血管内治療が行われるようになりました。❷**2019 年には、発症後 24 時間以内に治療開始できるデバイスも適応が拡大されています**[3]。

全米脳卒中協会では、脳卒中の警告サインを認識できる「FAST」（図2）を広めています。発見時は、適切な治療をすみやかに受けられる医療機関に誘導することも大切です。いつ、どのような症状が発症したか、脳梗塞患者では最終健常確認時間が勝負になります。

（井上昌子）

根拠をCHECK ❶ ✓

MRI 画像検査で、DWI/FLAIR ミスマッチの場合は発症後 4.5 時間以内の可能性が高い[2]。

根拠をCHECK ❷ ✓

経皮経管的脳血栓回収用機器として、ステントリトリーバーと血栓吸引カテーテルが使えるようになった[3]。

図2　FAST

Face（顔）	Arm（腕）	Speech（話し方）	Time（発症時間）

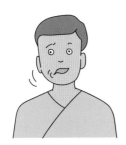 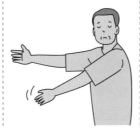 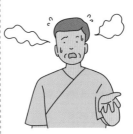 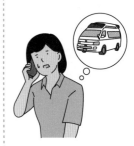

| 顔の麻痺がないか（左右差があるか）、笑顔がつくれるか | 目を閉じて両腕を挙げると、片腕が下がらないか | 呂律が回っているか、話ができるか | 1 つでも症状に気づいたら発症時間を確認してすぐに報告（または救急車の要請） |

⑤
救急

文献
1 ）日本脳卒中学会脳卒中ガイドライン委員会編：脳卒中治療ガイドライン 2021．協和企画，東京，2021．
2 ）日本脳卒中学会 脳卒中医療向上・社会保険委員会／静注血栓溶解療法指針改訂部会：静注血栓溶解（rt-PA）療法 適正治療指針 第三版 2019 年 3 月．脳卒中 2019；41(3)：205-246.
3 ）日本脳卒中学会，日本脳神経外科学会，日本脳神経血管内治療学会：経皮経管的脳血栓回収用機器 適正使用指針 第 4 版．脳卒中 2020；42(4)：281-313.

救急

2 心筋梗塞の発症直後はST上昇、CK/CK-MB上昇しないこともある

STEMI のほか NSTEMI にも注意

心筋急性冠症候群を疑う患者が搬送されたら、10分以内で問診、身体所見、12誘導心電図を実施します。次に採血、超音波（心エコー）検査、胸部X線撮影などの検査を実施します（図1）[1]。

1. STEMI の対応

ST上昇型心筋梗塞（ST elevation myocardial infarction：STEMI）患者には、血栓溶解薬の投与、血管造影と経皮的冠動脈インターベンション（percutaneous coronary intervention：PCI）、もしくは冠動脈バイパス術（coronary artery bypass grafting：CABG）が必要になります。STEMI患者は120分以内の再灌流達成が目標です。救急隊接触から血栓溶解薬投与は30分以内、PCIは少なくとも90分以内が目標です。再灌流が達成できない施設からは、施設滞在時間30分以内で転院することが目標とされています。

心筋梗塞は必ずしもSTが上昇するとは限りません。ガイドライン①では、ST上昇を呈する例以外に胸部症状を有する新規左脚ブロック例、標準12誘導心電図でST上昇が認められない純後壁梗塞例もSTEMIとしています[1]。②

2. NSTEMI の対応

非ST上昇型心筋梗塞（non-ST elevation myocardial infarction：NSTEMI）も見逃さないようにします。従来、心筋梗塞の診断の1つにCK/CK-MBの上昇を用いていましたが、2000年に欧米の学会が合同で**心筋トロポニン上昇のみでも心筋梗塞と診断する universal definition を提唱**しました。CK/CK-MBの上昇を認めない程度の微小心筋障害も検出できるため、**従来は不安定狭心症とされてきた症例が新たに心筋梗塞に含まれるようになりました。**③

心筋トロポニンの陽性化は発症後約6時間かかるため、疑わしい

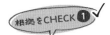

根拠をCHECK ❶

日本循環器学会：急性冠症候群ガイドライン2018年改訂版（2019）

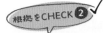

根拠をCHECK ❷

急性下壁梗塞では、右室梗塞の有無を診断するために12誘導心電図に加えて右側胸部誘導（V4R誘導）も記録する。また、左回旋枝（LCX）閉塞による純後壁梗塞は、標準12誘導心電図に左室後壁に面する誘導がなく診断が難しいため、背部誘導を記録する場合もある。

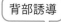
右側胸部誘導

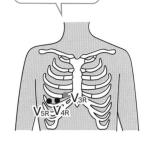

背部誘導

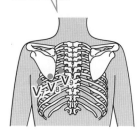

場合は数時間後に再検査を行います（図2）。高感度心筋トロポニンは、高齢者や腎機能低下例、心不全などの場合は虚血に関係なく高値を示すこともあるため、経時的な上昇や下降を確認します。

（井上昌子）

根拠をCHECK ❸ ✓

日本人を対象にした研究[2]でも、心筋トロポニンのみの上昇によって診断されたNSTEMIは、短期予後は良好でも、回復期以降の長期予後はCK/CK-MBの上昇を伴うNSTEMIと同様に不良だった。

図1　急性冠症候群の診断・治療フローチャート

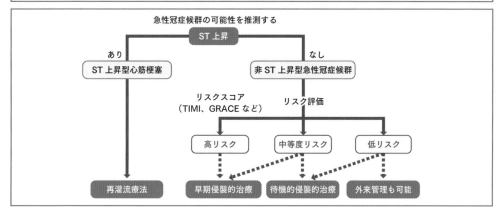

日本循環器学会：急性冠症候群ガイドライン（2018年改訂版）．2019：18.
https://www.j-circ.or.jp/cms/wp-content/uploads/2020/02/JCS2018_kimura.pdf（2022.9.10. アクセス）より転載

図2　急性冠症候群の診断の流れ

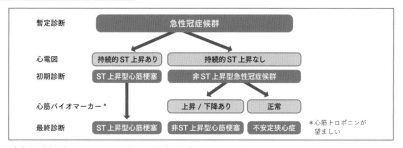

日本循環器学会：急性冠症候群ガイドライン（2018年改訂版）．2019：12.
https://www.j-circ.or.jp/cms/wp-content/uploads/2020/02/JCS2018_kimura.pdf（2022.9.10. アクセス）より転載

文献

1 ）日本循環器学会：急性冠症候群ガイドライン（2018年改訂版）．2019.
　　https://www.j-circ.or.jp/cms/wp-content/uploads/2020/02/JCS2018_kimura.pdf（2022.9.10. アクセス）
2 ）Ishihara M, Nakao K, Ozaki Y, et al. Long-term outcomes of non-ST-elevation myocardial infarction without creatine kinase elevation-the J-MINUET study. *Circ J* 2017；81(7)：958-965.

5
救急

救急

3 | てんかんの診断は すぐにはつけられない

▶ けいれん発作 = てんかんとは限らない

てんかんは、大脳ニューロンの過剰な突発的発射に由来する反復性（2回以上）[1] の発作を主徴とする慢性の脳疾患です。てんかんの主訴の多くはけいれん発作で（非けいれん性てんかん重積〈nonconvulsive status epilepticus：NCSE〉の場合もあり）、**1回だけの発作ではてんかんの診断はつきません。** てんかんの診断は、患者にとって、身体的、精神的、社会的、経済的に重要な意味をもつため、専門家以外の診断は避ける必要があります❶（これはてんかんに限らずさまざまな疾患が適用されており、「一定の症状を呈する病気等」がある患者に対して、各学会で診断・治療ガイドラインを示しているので参考にする）。

1. 情報収集と観察

救急外来で確認されるけいれんでは、十分な情報（病歴）を収集する必要があります（表1）。急性疾患と同時にけいれん発作が起こることが多く、急性疾患が再発した場合はけいれん発作が再発したり、けいれん重責状態になったりする場合もあります。

実際に発作を目撃した場合は、表2に挙げる項目を確認します。医師に伝える際は実際どのように動いていたか、どのぐらい継続したか、意識があったかなどを具体的にそのまま伝えたほうが、状況がわかりやすくなります。

2. 発作時の対応

けいれん発作が起きた場合、早く緊急対応しなければと思って、気道確保の目的で焦って口腔内に余計な物を入れてはいけません。❷気道確保が心配になりますが、けいれんが治まればよいため、酸素マスクはできれば装着する程度で十分です。安易に近づいて患者を押さえつけたりすると、医療者自身もけがをしてしまう場合がありま

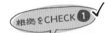

根拠をCHECK ❶

2013年に道路交通法の一部を改正する法律が公布され、医師が公安委員会へ届け出るべきと判断した場合の基本手続きを示すガイドラインも作成された[2][3]。

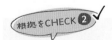

根拠をCHECK ❷

口腔粘膜を損傷させたり、逆に窒息させてしまう危険性があるため。

す。けいれん発作によって、患者がぶつかったり、ベッドから落ちてけがをしないように周囲の環境を整えます。サイドテーブルも患者から離すことが大切です。モニタが装着されていれば、数十秒〜数分様子をみることができます。

患者の周囲の環境を整えたら、ライン確保の準備を優先します（意外と周囲の環境を整えてラインの準備をしていると、止まっていることが多い）。ライン確保が事前にできている（または、けいれんが弱まった際に早急にライン確保を行えた）場合は、ベンゾジアゼピン系薬剤のジアゼパム静注が第1選択となります（小児は、ミダゾラム0.1%注射液が第1段階の薬剤として使用されることも多い）。

けいれん発作が5分以上続けば、てんかん重積発作と診断し、治療を始めるように推奨されています[1]。

（井上昌子）

表1　てんかんの判別で評価すべき主な疾患・症状

共通	チック、失神、心因性非てんかん発作、急性代謝障害（低血糖、テタニー）
小児	熱性けいれん、憤怒けいれん、下痢に伴う発作、睡眠時ひきつけ、ノンレムパラソムニア（夜驚症／睡眠時遊行症）
成人	過呼吸、パニック障害、脳卒中（脳梗塞、脳出血）、一過性脳虚血発作、睡眠時随伴症（レム睡眠行動異常）、急性中毒（薬物、アルコール）、薬物離脱、急性腎不全、頭部外傷（1週間以内）、不随意運動（振戦、ミオクローヌス）、発作性失調症

小児の場合、発熱・啼泣・下痢の有無、睡眠・覚醒リズム、空腹時か、などをチェックする

⑤ 救急

表2　発作を目撃したときに確認したい項目

▶発作の頻度、状況、誘因　　▶初発年齢
▶発作中の症状、症状の持続　▶発作型の変化・推移
▶外傷・咬舌　　　　　　　　▶最終発作
▶尿失禁の有無　　　　　　　▶発作と覚醒・睡眠との関係
▶発作後の頭痛・筋肉痛

文献
1）「てんかん診療ガイドライン」作成委員会編，日本神経学会監修：てんかん診療ガイドライン-2018-．医学書院，東京，2018：15，76-81．
2）日本医師会：道路交通法に基づく一定の症状を呈する病気等にある者を診断した医師から公安委員会への任意の届出ガイドライン．2014．https://www.med.or.jp/dl-med/teireikaiken/20140910_1.pdf（2022.9.10．アクセス）
3）日本てんかん学会法的問題検討委員会：日本てんかん学会「てんかんに関する医師の届け出ガイドライン」．2014．http://square.umin.ac.jp/jes/images/jes-image/140910JES_GL.pdf（2022.9.10．アクセス）

4 COVID-19陽性患者のCPRではエアロゾル感染対策を行う

感染の否定ができないすべての患者で対策が必要

　新型コロナウイルス感染症（corona virus disease：COVID-19）陽性患者の心肺蘇生（cardio pulmonary resuscitation：CPR）に関しては十分なエビデンスに乏しく、今後の感染流行状況により変化する可能性があることを理解しておく必要があります。❶

　COVID-19陽性患者、または疑いのある患者に対する一次救命処置（basic life support：BLS）（図1）は、空気感染防止策に準じたエアロゾル感染対策が重要です。COVID-19が流行している状況においては、COVID-19の確定患者や疑い患者に加え、すべての院外心停止患者、COVID-19の否定が困難な院内心停止患者には、感染があるものとして対応する必要があります。

　エアロゾル対応資機材のない環境では、市民用BLS（市民による救急蘇生法）を行います。これは成人の心停止患者に対しては、人工呼吸を行わずに胸骨圧迫と自動体外式除細動器（automated external defibrillator：AED）による電気ショックを実施するということです。患者にサージカルマスクを装着するか、患者の鼻と口をタオルなどで覆います。感染対策は重要ですが、エアロゾル対応資機材がない、マンパワーがないなどの理由で、CPRが差し控えられることがないようにすべきです[1]。また、COVID-19を疑う場合は、CPRにあたる人数を制限し、可能であれば技能の高い者による実施が推奨されます。

エアロゾルの飛散防止に努める

　確認や観察、そして胸骨圧迫や人工呼吸を実施する際は、エアロゾルに対応した感染対策を行う必要があり、エアロゾル対応個人防護具（PPE）の着用とエアロゾルの飛散を防止することが重要です。エアロゾルの飛散を防止するためには、バッグ・バルブ・マスク（bag

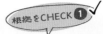

根拠をCHECK❶✔

ここでは、日本蘇生協議会（JRC）から発表された「病院における新型コロナウイルス感染症対応救急蘇生法マニュアル」[1]に基づいた内容とする（2022年9月現在）。

フィルター付き人工鼻（一例）

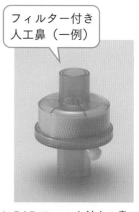

▶ DARフィルタ付人工鼻ハイグロバックS
（画像提供：日本メドトロニック株式会社）

valve mask：BVM）などの自己膨張式バッグや、ジャクソンリース回路などの流量膨張式バッグに、高効率微粒子エア・フィルター（high efficiency particulate air filter：HEPA フィルター）、または湿熱交換器（heat and moisture exchanger：HME フィルター）を装着します。

　人工呼吸の担当者は BVM 両手法（図2、Airway seal 参照）を用いて口・鼻を密閉し、大量の呼気を大気に直接漏出拡散させないよう注意します。

（松井憲子）

図1　病院用 COVID-19 対応 BLS アルゴリズム

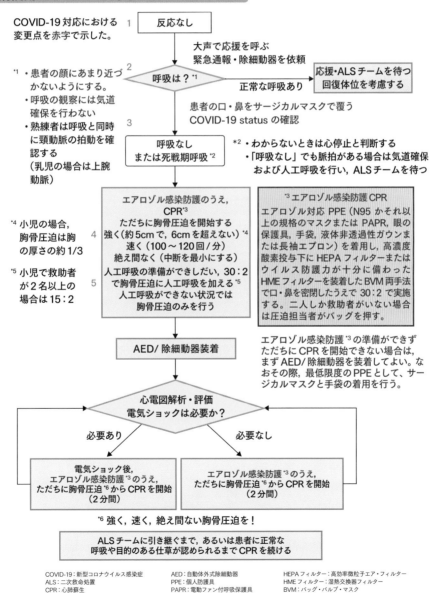

COVID-19 対応における変更点を赤字で示した。

反応なし

大声で応援を呼ぶ
緊急通報・除細動器を依頼

*1・患者の顔にあまり近づかないようにする。
・呼吸の観察には気道確保を行わない
・熟練者は呼吸と同時に頸動脈の拍動を確認する（乳児の場合は上腕動脈）

呼吸は？*1

正常な呼吸あり → 応援・ALSチームを待つ 回復体位を考慮する

患者の口・鼻をサージカルマスクで覆う
COVID-19 status の確認

呼吸なし または死戦期呼吸*2

*2・わからないときは心停止と判断する
・「呼吸なし」でも脈拍がある場合は気道確保および人工呼吸を行い，ALSチームを待つ

*4 小児の場合，胸骨圧迫は胸の厚さの約1/3

*5 小児で救助者が2名以上の場合は15：2

エアロゾル感染防護のうえ，CPR*3
ただちに胸骨圧迫を開始する
強く（約5cmで, 6cmを超えない）*4
速く（100〜120回/分）
絶え間なく（中断を最小にする）
人工呼吸の準備ができしだい，30：2で胸骨圧迫に人工呼吸を加える*5
人工呼吸ができない状況では胸骨圧迫のみを行う

*3エアロゾル感染防護 CPR
エアロゾル対応 PPE（N95 かそれ以上の規格のマスクまたは PAPR，眼の保護具，手袋，液体非透過性ガウンまたは長袖エプロン）を着用し，高濃度酸素投与下に HEPA フィルターまたはウイルス防護力が十分に備わった HME フィルターを装着した BVM 両手法で口・鼻を密閉したうえで 30：2 で実施する。二人しか救助者がいない場合は圧迫担当者がバッグを押す。

AED/ 除細動器装着

エアロゾル感染防護*3 の準備ができずただちに CPR を開始できない場合は，まず AED/ 除細動器を装着してよい。なおその際，最低限度の PPE として、サージカルマスクと手袋の着用を行う。

心電図解析・評価
電気ショックは必要か？

必要あり

電気ショック後，エアロゾル感染防護*3のうえ，ただちに胸骨圧迫*6から CPR を開始（2分間）

必要なし

エアロゾル感染防護*3のうえ，ただちに胸骨圧迫*6から CPR を開始（2分間）

*6 強く，速く，絶え間ない胸骨圧迫を！

ALSチームに引き継ぐまで，あるいは患者に正常な呼吸や目的のある仕草が認められるまで CPR を続ける

COVID-19：新型コロナウイルス感染症　　　AED：自動体外式除細動器　　　HEPA フィルター：高効率微粒子エア・フィルター
ALS：二次救命処置　　　　　　　　　　　PPE：個人防護具　　　　　　　HME フィルター：湿熱交換器フィルター
CPR：心肺蘇生　　　　　　　　　　　　　PAPR：電動ファン付呼吸保護具　BVM：バッグ・バルブ・マスク

日本蘇生協議会：病院における新型コロナウイルス感染症（COVID-19）対応 救急蘇生法マニュアル．2020：21．より転載

5

救急

図2　医療用 COVID-19 対応救命処置の要点（下記の順番は、必ずしも絶対的なものではない）

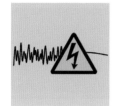

Defibrillation AED/ 除細動器装着
- エアロゾル感染防護の準備ができず CPR を開始できない場合には，まず AED/ 除細動器を装着
- 適応あれば電気ショックを先に行ってよい

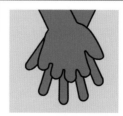

Circulation 胸骨圧迫
- エアロゾル感染防護（エアロゾル対応 PPE 着用および気道の密閉）を実施したうえで胸骨圧迫

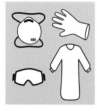

PPE エアロゾル対応 PPE の着用
- N95 以上のマスクまたは PAPR
- 眼の保護具
- 手袋
- 液体非透過性ガウンまたはエプロン

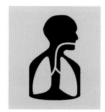

Breathing 技能と状態に応じた陽圧換気
- BVM 換気
- 声門上気道デバイス
- 気管挿管

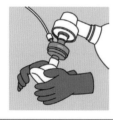

Airway seal 気道の密閉（エアロゾル拡散防止）
- BVM に HEPA フィルターまたはウイルス防護力が十分に備わった HME フィルターを装着
- 両手法で確実に密閉

日本蘇生協議会：病院における新型コロナウイルス感染症（COVID-19）対応 救急蘇生法マニュアル．2020：23．より転載

文献

1）日本蘇生協議会：病院における新型コロナウイルス感染症（COVID-19）対応救急蘇生法マニュアル．
　　https://www.jrc-cpr.org/covid-19-manual/（2022.9.10．アクセス）
2）厚生労働省：新型コロナウイルス感染症の流行を踏まえた市民による救急蘇生法について（指針）．2020．
　　https://www.mhlw.go.jp/content/10800000/000632828.pdf（2022.9.10．アクセス）

5 挿管困難に備えて DAMカートを用意しておく

気道確保の各種ガイドラインが作成されている

米国麻酔科学会（ASA）のガイドライン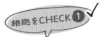によると、「トレーニングを積んだ麻酔科医が、マスク換気か気管挿管、あるいは両者の困難をきたす臨床状況」を挿管困難（difficult airway：DA）と定義しています[1] [2]。2013 年の改訂では、①フェイスマスク、声門上器具（supraglottic airway device：SGD）や挿管用ラリンジアルマスクによる換気困難、② SGD 留置困難、③喉頭展開困難、④気管挿管困難、⑤気管挿管失敗の 5 つの状況を想定しています[3]。また、日本麻酔科学会が行っている麻酔にかかわる偶発的なイベントの調査（2016 年）では、重度の低酸素血症となった患者は 1 万件の麻酔症例あたり 1.59 件となっています[4]。

DA は、早急に介入しなければ予後に多大な影響を与えることになります。**DA に陥らないためには、挿管困難対策（difficult airway management：DAM）が重要**となり、近年日本でもガイドラインが発表されました（表1）。このガイドラインでは、DA のみでなく通常の麻酔導入時にも対応できるガイドラインとして、DA 症例をある程度予測できる可能性があります。

ASA-DAM ガイドラインでは、DAM カートの準備を推奨しています。DAM カートに入れておくべき物品を**表2**に示します。これらは DA の際に使えるデバイスとなります。DA 症例など混乱した超緊急事態で、的確かつ迅速に必要な器具を集めるためには、DAM カートは必須となります。これらは、主に手術室、救急処置室、集中治療室などでは常備されていますが、**一般病棟でも輪状甲状膜切開または穿刺キットなど、挿管不能・換気不能（cannot intubate、cannot ventilate：CICV）を想定した準備が大切**です。

（松井憲子）

根拠をCHECK ❶ ✓

ASA：挿管困難管理のための実践ガイドライン

根拠をCHECK ❷ ✓

JSA 気道管理ガイドライン（2014）

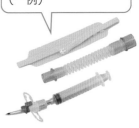

輪状甲状膜穿刺キット（一例）

▶クイックトラック
（画像提供：スミスメディカル・ジャパン株式会社）

表1　DAM対策のための主なガイドライン

ガイドラインの名称や内容	提唱した人・団体など（年）
挿管困難管理のための実践ガイドライン、アルゴリズム： ASA-Difficult Airway Management（ASA-DAM ガイドライン）・Difficult Airway Algorithm（ASA-DA アルゴリズム）	米国麻酔科学会（1993 発表、2003、2013、2022 改訂）
麻酔導入・気道確保の選択アルゴリズム： Airway Approach Algorithm（AAA）	Rosenblatt WH（2004）
予期せぬ挿管困難症例に対するガイドライン（英国 Difficult Airway Society：DAS ガイドライン）	英国 Difficult Airway Society（2004）
気道管理ガイドライン： JSA airway management guideline（JSA-AMA ガイドライン）	日本麻酔科学会（2014）

JSA-AMA ガイドライン

▶下記の3領域に分けて、確実に酸素化を得るための手段を推奨

グリーンゾーン（安全領域）	フェイスマスクによる換気
イエローゾーン（準緊急領域）	SGD による換気が可能
レッドゾーン（超緊急領域）	DA で挿管不能・換気不能（CICV）となった状況であり、可及的すみやかな外科的気道確保が必要

表2　DAM カートに準備する物品

❶異なるデザインの硬性喉頭鏡
❷ビデオ喉頭鏡（Glide Scope、Mc GRATH MAC など）
❸各種サイズの挿管チューブ
❹チューブガイド（軟性スタイレット、換気可能なチューブエクスチェンジャー、光源付きスタイレットなど）
❺声門上器具：SGD（各種サイズ、挿管や胃管挿入が可能なもの：i-gel、AuraGain など）
❻気管支ファイバー
❼侵襲的気道確保用の器具（輪状甲状膜切開または穿刺キット、経気管ジェット換気装置なども含まれる）
❽呼気二酸化炭素検出器

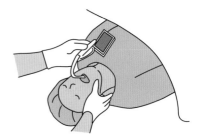

ビデオ咽頭鏡のイメージ

Apfelbaum JL, Hagberg CA, Caplan RA, et al. Practice guidelines for management of the difficult airway: an updated report by the American Society of Anesthesiologists Task Force on Management of the Difficult Airway. *Anesthesiology* 2013；118(2)：251-270. 古谷健太：DAM カートの作り方. 大嶽浩司監修，気道管理に強くなる，羊土社，東京，2016：205. より引用

文献

1）Apfelbaum JL, Hagberg CA, Connis RT, et al. 2022 American Society of Anesthesiologists Practice Guidelines for Management of the Difficult Airway. *Anesthesiology* 2022；136(1)：31-81.
2）車武丸編著，中川雅史，上農喜朗著，尾崎眞監修：挿管困難対策手技マニュアル. 羊土社，東京，2009：16-46.
3）大嶽浩司監修，上嶋浩順，駒澤伸泰，森本康裕編：気道管理に強くなる. 羊土社，東京，2016：16-32, 205.
4）Morimatsu H, Accidental Event (Pulmonary Embolism) Working Group, Safety Committee of the Japanese Society of Anesthesiologists. Incidence of accidental events during anesthesia from 2012 to 2016：survey on anesthesia-related events by the Japanese Society of Anesthesiologists. *J Anesth* 2021；35(2)：206-212.
5）横山正尚専門編集，森田潔監修：麻酔科医のための周術期の診療ガイドライン活用術. 中山書店，東京，2020：124-136.
6）日本麻酔科学会：日本麻酔科学会気道管理ガイドライン 2014（日本語訳）より安全な麻酔導入のために. 2015. https://anesth.or.jp/files/pdf/20150427-2guidelin.pdf（2022.9.10. アクセス）

救急

6 救急外来での腰痛はレッドフラッグを見逃さない

腰背部痛には緊急・重篤な疾患が隠れていることがある

　腰痛・背部痛は救急外来で比較的よく遭遇する症候・症状です。腰背部痛はその原因がさまざまであり、緊急度・重症度にも大きな幅があります[1)]。なかには、緊急性の高い重篤な疾患や、入院加療を要する内科疾患が原因❶のこともあります。頻度は高くないですが、**見落とされた場合は生死にかかわることもあるため注意が必要です。**

　ガイドライン❷においても、**急性腰痛患者で見逃してはならない疾患を「レッドフラッグ（危険信号）」として記載しています**（表1）。

根拠をCHECK❶

全腰痛患者の3％弱が非整形疾患といわれる。

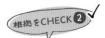

根拠をCHECK❷

日本救急医学会：救急診療指針改訂第5版（2018）

表1　急性腰痛のレッドフラッグ

▶発症年齢＜20歳、または＞55歳
▶最近の激しい外傷歴
▶絶え間なく持続する進行性の疼痛（床上安静で改善なし）
▶胸部痛
▶悪性腫瘍の既往歴
▶長期間のステロイド使用

▶薬物乱用、免疫抑制状態、HIV感染
▶全身的な体調不良
▶原因不明の体重減少
▶広範な神経学的症状（馬尾症状含む）
▶身体の変形
▶発熱

van Tulder M, Becker A, Bekkering T, et al. Chapter 3. European guidelines for the management of acute nonspecific low back pain in primary care. *Eur Spine J* 2006；15(Suppl 2)：S169-S191.
日本救急医学会監修，日本救急医学会指導医・専門医制度委員会，日本救急医学会専門医認定委員会編：救急診療指針 改訂第5版．へるす出版，東京，2018：330-333．より引用

表2　腰背部痛で想定される主な疾患

重篤な疾患として注意！

急性発症やショック徴候を伴うもの	急性大動脈解離、大動脈破裂、急性冠症候群、後腹膜出血など
後腹膜臓器に由来するもの	尿管結石、急性膵炎、塞栓症、未破裂動脈瘤など
整形外科領域の筋骨格系に由来するもの	脊椎由来、神経由来（脊髄膿瘍など）、炎症性関節症
心因性に由来するもの	うつ病、ヒステリー
その他	骨盤・腹腔内臓器に由来する疼痛 、炎症性感染症、肝胆道系疾患、悪性腫瘍など

日本救急医学会監修，日本救急医学会指導医・専門医制度委員会，日本救急医学会専門医認定委員会編：救急診療指針 改訂第5版．へるす出版，東京，2018：330-333．を参考に作成

5

救急

救急外来を訪れた腰痛患者で最初にチェックすることは、①血圧の異常がないか、②意識障害の合併はないか、③発症様式は突然なのか持続していたのか、などが挙げられます。いずれかがあてはまれば、内臓疾患由来かどうか、心・大血管系疾患を疑う所見があるかどうか、慎重かつすみやかに判断されるよう検査や処置が必要となります（表2）。

　また、レッドフラッグのサインにも注意して、緊急度・重症度を判断する必要があり、患者や家族への問診も重要です。

　いずれにしても、疼痛が強い場合は患者の不安も増強するため、十分な問診とトリアージが重要です。

（松井憲子）

TOPICS

重症患者・家族を支援する「入院時重症患者対応メディエーター」

　2022年現在、日本において救命センターは300施設（高度救命救急センターが46施設、ドクターヘリ運用施設は56施設）あります。2022年（令和4年度）の診療報酬改定に伴い、集中治療領域において特に重篤な状態の患者およびその家族に対する支援の観点から、「入院時重症患者対応メディエーター」が当該患者の治療を行う医師・看護師・多職種とともに、治療方針・内容の理解および意向の表明を支援する体制を整備している場合、「重症患者初期支援充実加算（300点／1日につき）」が新設されました。

　救急領域では、患者は自分の意思を表明することが困難になるケースが多く、家族や医療者に委ねられる場合もあります。患者・家族と医療者が見ている"景色"が違うこともありますが、患者と家族の間でもどちらに進んでいくのか、混乱した状況のなかで意思決定を迫られます。医療チームの連携・協働を促進するだけでなく、患者・家族が治療方針や内容を理解し、納得の行く選択ができるように支援を行っていくことが重要です。

文献
1）厚生労働省：重症患者等に対する支援に係る評価の新設. 令和4年度診療報酬改定について, 2022.
　　https://www.mhlw.go.jp/content/12404000/000905284.pdf（2022.9.10. アクセス）

文献
1）日本救急医学会監修, 日本救急医学会指導医・専門医制度委員会, 日本救急医学会専門医認定委員会編：救急診療指針 改訂第5版. へるす出版, 東京, 2018：330-333.
2）日本整形外科学会, 日本腰痛学会監修, 日本整形外科学会診療ガイドライン委員会, 腰痛診療ガイドライン策定委員会編：腰痛診療ガイドライン2019 改訂第2版. 南江堂, 東京, 2019：22-24.

7 自殺未遂患者であっても自殺企図の確認から逃げない

各種手引きを参考に対応するとよい

自殺未遂患者に対して、「なぜ自殺しようとしたのか？」とストレートに理由を聞くことは、心の傷に触れてもいいのか、さらに患者の精神状態が増悪し、自殺を助長させるのではないかと考える人もいるかもしれません。患者に自殺について話すことは心理的ハードルが高い場面ですが、**自殺未遂患者に対しては、その話題から逃げないことが重要**です。❶ まずは、救急隊や家族から、意識障害がなければ患者本人からの情報収集が必要です。

1. 患者からの情報収集

患者に確認する際は、図1 [3) 4)] の項目を遅延なく聞き出すことが重要です。

急性期医療では、身体的治療に加えて、自殺未遂患者の背景にある精神障害の対応が必要です。救急搬送された患者は、受傷とともに薬物を内服している場合もあり、患者は会話の内容も誰と話したのかも記憶していないことがあります。意識障害が回復した際は、時間をあけて数回確認する必要もあります。

患者とのコミュニケーションがある程度確立されていれば、医療者からの「なぜ自殺しようとしたのか」といった質問によって、患者の精神状態が増悪する危険性は低いと考えられています。しかし、患者は、聞かれたから何でも打ち明けてくれるわけではありません。最初はごく一般的な話から、真剣に話を聞いてくれる人だと思う相手に話し始めます。その際は、「TALK」の原則（表1）[5)] が必要です。

2. 自殺未遂患者とのかかわり方

自殺企図そのものにまったく触れない対応は不自然ですが、**自殺の話題に触れるときには、表面的な激励をしたり、道徳的な考えを押しつけたりしないように注意する必要があります。**

根拠をCHECK ❶ ✓

自殺再企図リスクを評価し、精神科へ転科、退院、外来通院など転帰を決める要因にもなる。自殺未遂患者は再び自殺企図をくり返し、さらに完遂してしまうリスクが高い [1) 2)]。

5

救急

自殺企図をくり返す患者に対して「また運ばれてきた」「助からない命もあるのに、自ら命を絶とうとしている」など陰性感情を抱くスタッフもいるかもしれません。また、救急医療スタッフのなかに精神科医がいない、専門領域じゃないから身体的な対応しかできないなどと対応に困難を感じる場合もあります。そういった場合には、どうしたら自殺の要因（環境）を取り除けるかを患者と考えるだけでなく、院内の多職種チームによる対応や体制を整えていくとよいでしょう[6]。

（井上昌子）

図1　自殺企図の有無の確認

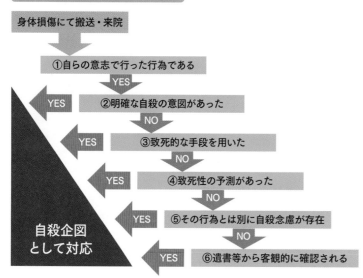

自殺未遂・自傷・その他の鑑別（松本、河西）一部改変

日本臨床救急医学会：自殺未遂患者への対応 - 救急外来（ER）・救急科・救命救急センタースタッフのための手引き -. 日本臨床救急医学会, 東京, 2009：6. より転載

表1　TALK の原則

Tell：誠実な態度で、はっきりと心配していることを伝える
Ask：希死念慮、自殺についてはっきりと尋ねる
Listen：相手の絶望的な気持ちや訴えを傾聴する
Keep safe：相談機関を紹介し、安全を確保する

日本精神科救急学会監修：精神科救急医療ガイドライン 2022 年版. 日本精神科救急学会, 東京, 2022：177. より引用

文献

1）内閣府自殺対策推進室：ゲートキーパー養成研修用テキスト第3版. 内閣府, 東京, 2013.
　　https://www.mhlw.go.jp/stf/seisakunitsuite/bunya/hukushi_kaigo/seikatsuhogo/jisatsu/gatekeeper_text.html#ver3（2022.9.10. アクセス）
2）Hymann SE 編，井上令一，河村哲，加藤知子，他訳：精神科救急マニュアル. メディカル・サイエンス・インターナショナル, 東京, 1989.
3）日本精神神経学会 精神保健に関する委員会編著：日常臨床における自殺予防手引き 平成 25 年 3 月版. 日本精神神経学会, 東京, 2013.
4）日本臨床救急医学会：自殺未遂患者への対応 - 救急外来（ER）・救急科・救命救急センタースタッフのための手引き -. 日本臨床救急医学会, 東京, 2009.
5）日本精神科救急学会監修：精神科救急医療ガイドライン 2022 年版. 日本精神科救急学会, 東京, 2022.
6）日本臨床救急医学会総監修，日本臨床救急医学会「自殺企図者のケアに関する検討委員会」監修，PEEC ガイドブック改訂第 2 版編集委員会編：PEEC ガイドブック - 救急現場における精神科的問題の初期対応 - 改訂第 2 版. へるす出版, 東京, 2018.

8 | 急性アルコール中毒に大量輸液をしても回復が早まるわけではない

▷ 輸液をしたほうが在院時間は延長した

　急性アルコール中毒患者に大量に輸液をした場合と、しなかった場合の在院時間に差はなく、観察中のバイタルサインや血中アルコール濃度の変化、判断能力低下などのアルコール中毒による症状も差はなかったという海外の研究があります。しかし、輸液を実施した患者は、輸液なしと比較して追加医療費が高くなりました[1]。

　日本でも救急外来にきた急性アルコール中毒患者で、輸液投与の有無で在院時間を比べた研究[2]では、両群で統計学的には有意差はないものの、**輸液を実施した患者の在院時間は長かった**ようです。

　東京消防庁[3]によると、急性アルコール中毒による救急搬送人員は、過去5年連続増加傾向にあります。❶急性アルコール中毒により死亡する場合、血中アルコール濃度が高まることによって呼吸・循環中枢が抑制されて死に至る場合と、吐物による窒息で死亡する例があります。また、意識障害が起こり、階段や駅のホームから転倒・転落し死亡するケースもあります。さらに屋外で眠りこみ凍死する例❷もあります。

　救急外来で重要なのは、アルコールによる意識障害だと先入観をもたず、外傷のほかに、アルコールによる合併症（ウェルニッケ・コルサコフ症候群、アルコール離脱症候群、せん妄、電解質異常、消化器症状や低血糖など）を見逃さず、必要な診察や観察を行ってから帰宅させることです。また、アルコールの多飲がさまざまな疾患や自殺のリスクを高めると指摘されています。慢性的にアルコールを多飲している人もいるので、専門機関につなげることも必要です。

（井上昌子）

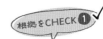

根拠をCHECK❶ ✓

令和元年で18,212人。年代別では、20歳代が多く、18,212人のうち重症患者は55人、中等症5,733人、軽症12,424人[3]。

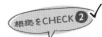

根拠をCHECK❷ ✓

アルコールには血管拡張作用があり、体表面の血流が増えるため。

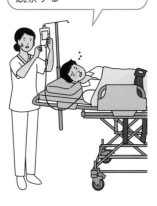

合併症を見逃さないよう観察する

文献

1）Perez SR, Keijzers G, Steele M, et al. Intravenous 0.9% sodium chloride therapy does not reduce length of stay of alcohol-intoxicated patients in the emergency department: a randomised controlled trial. *Emerg Med Australas* 2013；25(6)：527-534.
2）Homma Y, Shiga T, Hoshina Y, et al. IV crystalloid fluid for acute alcoholic intoxication prolongs ED length of stay. *Am J Emerg Med* 2018；36(4)：673-676.
3）東京消防庁：他人事ではない「急性アルコール中毒」．
https://www.tfd.metro.tokyo.lg.jp/lfe/kyuu-adv/201312/chudoku/（2022.9.10. アクセス）

5

救急

救急

9 薬物中毒で胃洗浄は必須ではない

治療には、何時に何を飲んだかが重要

胃洗浄の適応は、①経口的に毒物を摂取した、②大量あるいは毒性が高い毒物を服毒した疑いがある、③毒物が胃内に多く残留している可能性が高い場合です。**摂取後1時間以内の実施が望ましいです**[1]。❶

胃洗浄は、先端が丸くコシがあり、大きい側孔を有する太い胃管を経口的に挿入します。通常の細い経鼻胃管（8～12 Fr）では有用性が低いです。手技は1回注入量を200～300mL（成人）に抑え、排液が透明になるまで十分に洗浄操作をくり返します。

主な注意点は、気道内への誤嚥防止（実施体位、嘔吐への備え、危険な症例には事前の気管挿管を実施）、食道・胃の損傷防止（禁忌症例を避け、胃管の選択や挿入手技に注意）です。ほかに、喉頭けいれん、低酸素血症、頻脈、電解質異常などの合併症があります。

腐食性の物質（酸・アルカリ）や石油類に対しては、胃洗浄は禁忌です。活性炭投与が臨床的転帰を改善するという大規模な臨床対照研究はありませんが、**日本中毒学会**[2]**では禁忌例および活性炭に吸着しない物質以外のすべての中毒で、活性炭治療を推奨しています。**❷

そして、**活性炭は薬毒物の服用後、可能な限り早期に投与すべき**❸としています。活性炭投与の禁忌は、腸管閉塞、消化管穿孔がある場合です。また腸管運動を抑制する薬物の服用や麻痺性イレウスによる腸蠕動の低下時も、相対的禁忌となります。

（松井憲子）

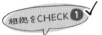

根拠をCHECK❶
サリチル酸や抗コリン薬など、腸管蠕動を抑制する薬毒物や、胃内で塊になりやすいもの、すなわち胃内容物の停滞が考えられる場合は、数時間を経過していても胃洗浄で回収できる可能性がある。

根拠をCHECK❷
活性炭には、すでに血中に吸収されている薬毒物の排泄促進効果もある。

根拠をCHECK❸
服用後1時間以内の大量服毒もしくは毒性の高い物質の経口中毒では胃洗浄と活性炭投与を行い、それ以外では原則として活性炭単独投与を早期に行うことを推奨[2]。

活性炭に吸着しない薬毒物

▶強酸・強アルカリ	▶ヒ素
▶エタノール	▶カリウム
▶エチレングリコール	▶ヨウ素
▶鉄	▶ホウ酸
▶硫酸鉄	▶フッ化物
▶リチウム	▶臭化物
	など

文献
1）日本救急医学会監修, 日本救急医学会指導医・専門医制度委員会, 日本救急医学会専門医認定委員会編：救急診療指針 改訂第5版. へるす出版, 東京, 2018：156-158.
2）日本中毒学会：消化管除染（2）活性炭.
http://jsct-web.umin.jp/shiryou/standardtreatment/ 急性中毒の標準治療 /hyojyun4/（2022.9.10. アクセス）

救急

10 心停止後の体温管理療法における目標体温は明らかになっていない

> ## 心拍再開後は臓器障害を阻止して臓器を保護する治療が重要

　心停止に対して心肺蘇生を実施し、自己心拍再開（return of spontaneous circulation：ROSC）した際に、臓器の虚血・再還流障害が原因で生じる病態の総称を「心停止後症候群」といいます[1]。この病態としては、心停止後の①脳機能障害、②心筋機能不全、③全身臓器の虚血・再還流障害、④残存する心停止の原疾患の4つに分けられます。

　この心停止後症候群に対して、体温管理療法、再灌流療法、循環管理、血糖管理や呼吸管理などが包括的に行われ、これらの集中治療が円滑に連動し行われることが重要であるとされています[2]。特に自己心拍再開後の急性期は、各臓器の障害が進行するのを阻止し、臓器を保護する治療が重要です。体温管理療法も、臓器保護を目的として実施されます。

　米国心臓協会（American Heart Association：AHA）のガイドライン❶では「心停止後に心拍再開が認められた昏睡状態にある成人患者に対し、32〜36℃から目標体温を選び、その体温に達したら少なくともその状態で24時間以上維持する体温管理療法を施行するべき」としています。また、日本蘇生協議会（Japan Resuscitation Council：JRC）のガイドライン❷においても、「院外でのVF（心室細動）による心停止後、心拍が再開した昏睡状態の成人患者に対しては、心拍再開後治療の一部として体温管理療法（24時間以上、32〜36℃）を行い、院外心停止および院外の無脈性電気活動（pulseless electrical activity：PEA）、心静止による心停止後に心拍再開した昏睡状態の成人患者には体温管理療法を考慮する。体温管理療法終了後、高体温を予防・治療することを考慮する」といった内容が記載されており、体温管理療法の適応を判断し実施することが推奨されています。

根拠をCHECK ❶ ✓

AHA 心肺蘇生と救急心血管治療のためのガイドライン 2020（2021）

根拠をCHECK ❷ ✓

JRC 蘇生ガイドライン 2020（2020）

5

救急

低体温と平熱のどちらが有効かは不明

体温管理療法では 32 ～ 36℃ を目標体温に設定しますが、32 ～ 34℃ の低体温を目標に設定する場合と、発熱を防ぎ平熱に保つ 36℃ を目標に設定する場合で、どちらが有効かはいまだ不明です。近年、低体温を目標にした管理と平熱を目標にした管理において、患者の転帰に差がなかったと報告されていますが、**至適な目標体温、冷却方法と期間、復温速度などは今後の課題**とされています[2]。

一般的には核温（膀胱、食道、肺動脈血）を持続モニタリングし、34℃ で 24 ～ 48 時間冷却を維持、復温時には 0.1 ～ 0.5℃ / 時で体温を管理します。ブランケットロール® や図1 に示す Arctic Sun™、体外式膜型人工肺（extracorporeal membranous oxygenation：ECMO）の熱交換器などによる体温管理がありますが、発症から短時間での体温管理療法の導入と目標温度への到達、目標体温を維持している期間の管理や復温時の管理などが重要になります。

（松井憲子）

図1　体温管理療法に用いる機器（一例）

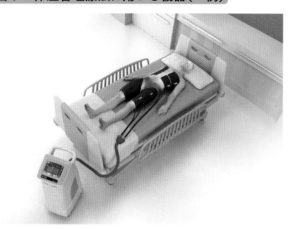

▶ Arctic Sun™ 5000 体温管理システム
（画像提供：株式会社メディコン）

文献
1）日本救急医学会監修，日本救急医学会指導医・専門医制度委員会，日本救急医学会専門医認定委員会編：救急診療指針 改訂第5版．へるす出版，東京，2018：65-69．
2）岡元和文編著：救急・集中治療最新ガイドライン 2020-21．総合医学社，東京，2020：27-29．
3）American Heart Association：AHA 心肺蘇生と救急心血管治療のためのガイドライン 2020．シナジー，東京，2021．
4）日本蘇生協議会監修：JRC 蘇生ガイドライン 2020．https://www.jrc-cpr.org/jrc-guideline-2020/（2022.9.10. アクセス）

救急

11 | 大量出血で救急搬送、血液型不明のときは異型適合血を輸血する

血液型の判明前から治療を開始する

外傷による急性期死亡の 20 ～ 40％は出血が原因といわれ、❶適切な治療介入で患者の予後改善が認められる可能性があります[1]。輸血は、患者の血液型を確定して実施することが原則になります。しかし、血液型を調べるには、採血をして検査部に提出し結果を待たなければなりません。一刻も早く治療を開始することが必要です。

救急搬送され大量出血の患者には、異型適合血を輸血することで救命できる場合があります。血液型が不明の場合、濃厚赤血球製剤（red blood cells：RBC）は O 型、新鮮凍結血漿（fresh frozen plasma：FFP）や濃厚血小板製剤（platelet concentrate：PC）は AB 型を投与しても抗原・抗体反応を起こさないので、院内に準備している救命センターもあることでしょう。患者が搬入されてから、採血して血液型の判明を待つことなく実施することが可能になります（ただし、放射線を照射していない輸血用血液製剤（FFP を除く）は、輸血後移植片対宿主病になる場合があります）。また少ない容量負荷でフィブリノゲンを補充するためクリオプレシピテート❷を作成し使用している病院もあるでしょう[2]。

MTP の運用も始まっている

さらに外傷症例に対して、止血を主眼に置いたダメージコントロールが提案されます。体温や血圧管理、大量輸血プロトコル（massive transfusion protocol：MTP、図 1）、血液製剤の使用などがあり、そのなかでも MTP は欧米で普及しています。MTP を運用し、**早期からの事前に決められた FFP、PC の投与が有効**であるとの報告があります。日本でも一部の救命センターなどで MTP がある場合があります。

MTP は発動から約 5 分で RBC、約 20 分で FFP の投与が開始されます[3]。**緊急・危機的な状況で、大量輸血を実施する場合には、**

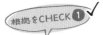

根拠をCHECK❶

大量出血症例は予後が悪く、半数以上が凝固障害をきたしたことによるものである。

根拠をCHECK❷

令和 2 年度診療報酬改定（2020 年）で「同種クリオプレシピテート作製術」が保険適用となった。

5

救急

プロトコルに則って実施する必要があります。 早期に各製剤の投与単位比として、FFP：PC：RBC ＝ 1：1：1を目標とします。

　初期に異型適合血を使用したとしても、来院時すぐに血液型用、交差試験用の採血を2回実施し、正しい血液型を早急に判明させ、正しい血液型の血液製剤を投与する体制を整える必要もあります。血液型が判明した場合は、異型血液製剤が交差してしまうことになる可能性もあり、院内で安全に実施できるように、組織内の連携、医師・看護師の連携が大変重要になります。

（井上昌子）

図1　MTP 発動（一例）

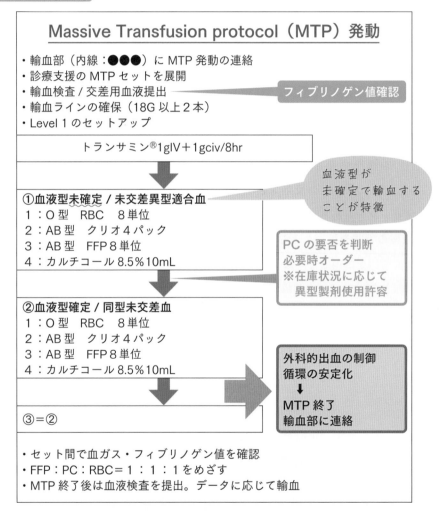

文献

1）宮田茂樹，板倉敦夫，上田裕一，他：大量出血症例に対する血液製剤の適正な使用のガイドライン．日輸血細胞治療会誌 2019；65(1)：21-92．
2）日本輸血・細胞医療学会：クリオプレシピテート作製プロトコール Ver.1.4．2016．
　http://yuketsu.jstmct.or.jp/wp-content/uploads/2016/11/be64675762b20d703527c3d9a19ccac6.pdf（2022.9.10. アクセス）
3）齊藤伸行，八木貴典，松本尚，他：救命救急センターにおける大量輸血プロトコルに関する実態調査．日救急医会誌 2017；28(10)：787-793．

Part 6

ICU看護

ICU看護領域では近年、日本集中治療医学会より日本版敗血症診療ガイドライン（2020）および日本版重症患者の栄養療法ガイドライン（2016）、日本蘇生協議会よりJRC蘇生ガイドライン2020（2021）が策定されました。そのため、Part6では最新のガイドラインをもとに、従来の看護ケアと変更になった内容を中心に重要な要素を解説しています。

また、人工呼吸器管理中の患者さんのアセスメントおよび看護ケアに関する項目について取り上げ、エビデンスに基づく看護を実践できるような内容を含めています。

1 重症患者では毛細血管血を用いた簡易血糖測定を行わない

低血糖を見逃すリスクがある

重症患者は過大侵襲による高血糖を招きやすく、頻回に血糖測定を行いながら適切な血糖値にコントロールすることが重要です。血糖測定は毛細血管血または動脈血を用いて簡易血糖測定器で測定する方法と、動脈血・静脈血を用いて血液ガス分析装置により行われる方法が一般的ですが、毛細血管血を用いた簡易血糖測定値では許容範囲外の測定誤差があることが多いとされています[1]。

血糖測定の正確性に関する研究の結果、**毛細血管血を使用した簡易血糖測定は、動脈血を使用した簡易血糖測定と比較して有意に不正確**という結果が明らかになりました[2]（図1）。❶

特に**血糖値81mg/dL以下の低血糖帯では正確性が低下しやすく**、簡易血糖測定器では血液ガス分析装置よりも血糖値が高い結果となることが多いため、❷潜在的な低血糖を見逃す可能性があります[2]。

ガイドライン[1]❸では、**毛細血管血を用いた簡易血糖測定器による血糖測定を行わないことを推奨**し、動脈血・静脈血を用いた血液ガス分析装置または簡易血糖測定器の使用を提案しています。

（木村理加）

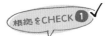
根拠をCHECK ❶

動脈血を用いて簡易血糖測定器と血液ガス分析装置で比較した結果では、簡易血糖測定器が不正確な傾向はあるものの、有意差は認められない結果となることを示している[2]。

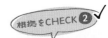
根拠をCHECK ❷

誤差が生じる理由の1つとして、重症患者では末梢性浮腫が生じていることが影響し、測定結果が信頼性に欠けるとされる[3]。

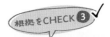
根拠をCHECK ❸

日本集中治療医学会・日本救急医学会：日本版敗血症診療ガイドライン（2020）

図1 血糖測定値の正確性

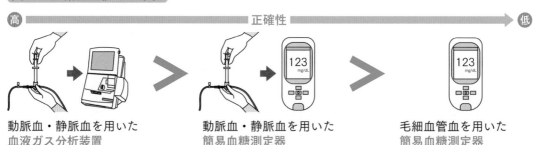

高 ──────────→ 正確性 ──────────→ 低

動脈血・静脈血を用いた
血液ガス分析装置
＞
動脈血・静脈血を用いた
簡易血糖測定器
＞
毛細血管血を用いた
簡易血糖測定器

文献

1）江木盛時，小倉裕司，矢田部智昭，他：日本版敗血症診療ガイドライン2020．日集中医誌 2021；28(Suppl)：S1-S411.
2）井上茂亮：外科・救急集中治療領域における血糖測定方法とその正確性．日外感染症会誌 2015；12(6)：685-689.
3）Eerdekens GJ, Rex S, Mesotten D. Accuracy of blood glucose measurement and blood glucose targets. *J Diabetes Sci Technol* 2020；14(3)：553-559.

2 経腸栄養開始基準には腸蠕動音などの所見は必須ではない

▶ 重症の場合、腸管の所見は必要ない

これまで経腸栄養を開始するときは、まず「腸管が動いているかどうか」を確認することが必要とされていたため、その評価指標として腸蠕動音や排ガスの有無を確認することが一般的でした。しかし、**腸蠕動音は腸管のなかの空気の移動の音であり、これだけで腸管が正常に機能しているとはいえません**[1) 2)]。腸管が正常に機能するためには、腸管の透過性やバリア機能、吸収能なども機能する必要があり、そもそも**腸蠕動音や排ガスの有無の確認だけでは腸管の機能を評価する指標としては十分ではありません**[3)]。

循環動態が安定した重症患者に対して早期（重症病態への治療開始後24〜48時間以内）から経腸栄養を開始することが推奨されています[3) 〜5)]①。そのため、過大侵襲を受けた重症患者は腸蠕動音や排ガスが聴取できるまでに数日を要することがありますが[2)]、腸蠕動音などを開始判断基準とする必要はない[3)]とされています。ただし、合併症発症や病態悪化のリスクがあるため、開始時は栄養剤を少量（20〜25mL/時）から開始すること、増量する際は腸管機能の耐性に十分注意しながら慎重に評価する必要があります。

嘔吐、腹痛、胃内残留物過多、腹部膨満、下痢などの症状がみられた場合、一概に「ただちに投与中止」と判断するのではなく、その原因となる疾患を鑑別し、原疾患の治療や消化管運動亢進薬の使用、経腸栄養の減量や中止など個々に検討、判断する必要があります[3)]。

（木村理加）

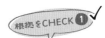

根拠をCHECK ①

経腸栄養開始が遅れることで、腸管粘膜の萎縮による腸管バリア機能の低下や栄養素の吸収率が低下するため。

6
I
C
U

文献

1) Marik PE. Enteral nutrition in the critically ill: myths and misconceptions. *Crit Care Med* 2014；42(4)：962-969.
2) 巽博臣，升田好樹，後藤京子：経腸栄養開始時の条件 - 循環の安定性の評価，腸管機能評価，合併症対策 -. 日本静脈経腸栄養会誌 2015；30(2)：659-663.
3) 江木盛時，小倉裕司，矢田部智昭，他. 日本版敗血症診療ガイドライン 2020. 日集中医誌 2021；28(Suppl)：S1-S411.
4) McClave SA, Taylor BE, Martindale RG, et al. Guidelines for the Provision and Assessment of Nutrition Support Therapy in the Adult Critically Ill Patient: Society of Critical Care Medicine (SCCM) and American Society for Parenteral and Enteral Nutrition (A.S.P.E.N.). *JPEN J Parenter Enteral Nutr* 2016；40(2)：159-211.
5) Singer P, Blaser AR, Berger MM, et al. ESPEN guideline on clinical nutrition in the intensive care unit. *Clin Nutr* 2019；38(1)：48-79.

3 胃内容物残留が多くても必ずしも経腸栄養を中止・減量しない

> ## 不要な中止を防ぐための
> ## モニタリング・対策を行う

　従来、経腸栄養を投与する前に胃内残留物を吸引して確認し、残留物が多いと栄養剤を吸収できていない状態と判断して経腸栄養を中止または減量することがありました。特に重症患者では経腸栄養開始後に下痢、嘔吐、胃内残留量増加などの腸管不耐性の所見を確認する必要がありますが[1]、**不耐性と判断して経腸栄養を中止した場合のうち、真の不耐性は半数であった**[2]ことが明らかになっています。また胃内容物の残留量は肺炎の発症率[3]、逆流や誤嚥の発症率[4]、および胃排出能力[5]と相関しないことが明らかになりました[6]。

　ガイドライン[2] では、経腸栄養の不適切な中止を避けるため、**胃内残量物 500mL 以内で他の不耐性の症状がない場合は経腸栄養を中止しないよう弱く推奨**しています。他の不耐性の症状をモニタリングしつつ、誤嚥のリスクを低減するための対策をとりながら、不要な中止または減量がないようにしましょう[1]。

（木村理加）

胃残が多いから経腸栄養を中止しなきゃ！

こんなときは
下記のように
対応する

胃内残留物 500mL 以内で他の不耐性の症状がない場合は経腸栄養を中止しない

疼痛や腹部膨満感、理学所見、排ガス・排便、腹部 X 線写真をモニタリング

➕

誤嚥リスクを低減させる対策
▶ 間欠投与から持続投与に切り替え
▶ 気管挿管患者はベッド頭側を 30 ～ 45°挙上
▶ 腸管運動促進薬（メトクロプラミドやエリスロマイシン）や麻薬拮抗剤（ナロキソン）の投与

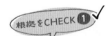

根拠をCHECK ❶ ✓

日本集中治療医学会：日本版重症患者の栄養療法ガイドライン（2016）

文献

1) Blaser AR, Starkopf J, Kirsimägi Ü, et al. Definition, prevalence, and outcome of feeding intolerance in intensive care: a systematic review and meta-analysis. *Acta Anaesthesiol Scand* 2014；58(8)：914-922.

2) 日本集中治療医学会重症患者の栄養管理ガイドライン作成委員会：日本版重症患者の栄養療法ガイドライン. 日集中医誌 2016；23(2)：185-281.

3) Montejo JC, Miñambres E, Bordejé L, et al. Gastric residual volume during enteral nutrition in ICU patients: the REGANE study. *Intensive Care Med* 2010；36(8)：1386-1393.

4) McClave SA, Lukan JK, Stefater JA, et al. Poor validity of residual volumes as a marker for risk of aspiration in critically ill patients. *Crit Care Med* 2005；33(2)：324-330.

5) Landzinski J, Kiser TH, Fish DN, et al. Gastric motility function in critically ill patients tolerant vs intolerant to gastric nutrition. *JPEN J Parenter Enteral Nutr* 2008；32(1)：45-50.

6) 江木盛時, 小倉裕司, 矢田部智昭, 他：日本版敗血症診療ガイドライン 2020. 日集中医誌 2021；28(Suppl)：S1-S411.

4 発熱を伴う敗血症患者に対してルーチンで解熱療法を行わない

死亡や副作用、感染性合併症などに効果はない

発熱により患者の不快感や全身の酸素需要の増大、中枢神経障害などが生じる可能性があるため、その予防および症状の軽減を目的に解熱療法が行われます。解熱療法として、解熱剤による薬物解熱や、クーリングによる冷却解熱が一般的に行われる方法です。ただし、発熱時は体温上昇により抗体産生増加や好中球およびマクロファージの活性化が引き起こされるため、解熱療法により自己防衛反応が抑制される可能性があります[1]。また薬物解熱により視床下部の体温のセットポイントを低下させることが期待されますが、冷却解熱では鎮静下でない場合、体温のセットポイントは変化しないため、シバリングなどの寒冷刺激を引き起こし、酸素消費量や分時換気量の増加という悪影響をもたらす可能性があります[1]。

重症患者に対する解熱療法の是非はいまだ明確な結論が得られていませんが[2]、ガイドライン[3] では**敗血症患者に対しては解熱療法を行わないことを弱く推奨しています。**

発熱時はルーチンで解熱療法を行うのではなく、**薬物解熱および冷却解熱のそれぞれのメリット・デメリットを理解し、鎮静の有無などの患者の状態を考慮したうえで実施の有無を検討する**必要があります。

（木村理加）

根拠をCHECK ①

日本集中治療医学会：日本版敗血症診療ガイドライン（2020）

根拠をCHECK ②

敗血症患者のみを対象に解熱療法を行った群と行わない群に分けて比較した結果、病院死亡やICU滞在日数、あらゆる重篤な副作用、感染性合併症に効果はない[1]ことが明らかになった。

6
ICU

解熱療法のメリット・デメリットをふまえて、患者に合わせて実施を検討する！

メリット	●不快感の軽減 ●呼吸需要・心筋酸素需要の軽減 ●中枢神経障害予防
デメリット	●自己防衛反応の抑制 ●解熱薬による副作用 ●シバリングなどの寒冷刺激 →酸素消費量・分時換気量の増加

文献

1）江木盛時：集中治療患者の体温管理（特集 体温管理）．ICUとCCU 2014；38(7)：475-479.
2）江木盛時：重症感染症と発熱管理（ICU治療指針3 感染症と管理），救急・集中治療 2020；31(4)：1761-1763.
3）江木盛時，小倉裕司，矢田部智昭，他：日本版敗血症診療ガイドライン2020．日集中医誌 2021；28(Suppl)：S1-S411.

5 人工呼吸器装着患者の咳嗽力は CPEF で客観的に評価する

CPEF 値が低いと抜管は難しくなる

　人工呼吸器からの離脱に成功するためには自己排痰が可能な咳嗽力が重要ですが、咳嗽力の評価はこれまで「強い」「弱い」など医療者の主観的評価により行われていました。近年、**咳嗽力を客観的に評価する指標として咳嗽時最大呼気流量（cough peak expiratory flow：CPEF）が用いられるようになっています**[1]。

　CPEF はヘッドアップ 45 〜 60°の状態で最大努力下での強い咳嗽をしてもらい、その際の呼気流速を人工呼吸器グラフィックモニタのフロー波形より読み取ることで計測することができます[2]。CPEF は吸気最大呼気圧や最大吸気圧に影響する呼吸筋と関連[3]し、抜管後の自己排痰が可能になるカットオフ値は 60L/ 分とする研究が多くあります[1][2][4][5]。❶ さらに、CPEF は ICU-AW、再挿管や呼吸器合併症、気管支閉塞の発症とも関連することも示されています[1][2]。

　CPEF 値が低いことは、気道クリアランスの問題により抜管に失敗する可能性があることを示唆する有用な情報となります。安全かつ簡便に計測可能であり、多職種間で共通言語として用いることが可能な評価指標といえます。

（木村理加）

人工呼吸器グラフィックモニタのフロー波形

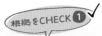

流速（L/m）

0

-50

-100

時間

← CPEF

根拠をCHECK❶ ✓

カットオフ値についてはさまざまな研究が行われており[1]、Duanら[6]は62.4L/分、Kutchakら[7]は脳神経症状がある人工呼吸器装着患者は80L/分としている。

文献

1）Jiang C, Esquinas A, Mina B. Evaluation of cough peak expiratory flow as a predictor of successful mechanical ventilation discontinuation: a narrative review of the literature. *J Intensive Care* 2017 ; 5 : 33-9.
2）渡邉陽介，横山仁志，武市梨絵，他：人工呼吸器管理患者における cough peak expiratory flow を用いた抜管後排痰能力の予測．人工呼吸 2014 ; 31(2) : 180-186.
3）Kang SW, Shin JC, Park CI, et all. Relationship between inspiratory muscle strength and cough capacity in cervical spinal cord injured patients. *Spinal Cord* 2006 ; 44(4) : 242-248.
4）Smina M, Salam A, Khamiees M, et al. Cough peak flows and extubation outcomes. *Chest* 2003 ; 124(1) : 262-268.
5）Smailes ST, McVicar AJ, Martin R. Cough strength, secretions and extubation outcome in burn patients who have passed a spontaneous breathing trial. *Burns* 2013 ; 39(2) : 236-242.
6）Duan J, Liu J, Xiao M, et al. Voluntary is better than involuntary cough peak flow for predicting re-intubation after scheduled extubation in cooperative subjects. *Respir Care* 2014 ; 59(11) : 1643-1651.
7）Kutchak FM, Debesaitys AM, Rieder MM, et al. Reflex cough PEF as a predictor of successful extubation in neurological patients. *J Bras Pneumol* 2015 ; 41(4) : 358-364.

6 挿管中の口腔ケアは乾燥させない「維持ケア」を取り入れる

人工呼吸器装着中は口腔乾燥が起こりやすい

人工呼吸器装着患者の人工呼吸器関連肺炎（ventilator-associated pneumonia：VAP）予防として、口腔ケアは重要といわれますが、その効果については強いエビデンスが示されていないのが現状です。2020 年のシステマティックレビュー[1] では、クロルヘキシジンによる VAP 予防効果の可能性が報告されていますが、日本の臨床ではそのまま適用することができません。❶

このように強いエビデンスが示されていない状況でも、気管挿管患者の口腔ケアを看護師による専門的ケアとして位置づけるために必要なガイド[2] ❷ が 2021 年に公開されました。このガイドでは、歯垢除去を目的とした「ブラッシングケア」に加えて、口腔内の湿潤を保つことを目的としたより簡略な「維持ケア」の 2 種類の口腔ケアが示され、これらを組み合わせたケアを標準ケアとして示しています（図1）。

経口挿管患者や経口摂取をしていない患者は唾液分泌による自浄作用が低下し、口腔乾燥が起こりやすくなります。口腔乾燥は、口

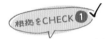
根拠をCHECK❶

アナフィラキシー事例により、海外で用いられている高濃度のクロルヘキシジンを使用することができないため。

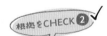
根拠をCHECK❷

日本クリティカルケア看護学会：気管挿管患者の口腔ケア実践ガイド（2021）[2]

6
ICU

図1 24 時間で「ブラッシングケア」と「維持ケア」を組み合わせた例

1)「ブラッシングケア」を 2 回、「維持ケア」を 4 回実施するパターン

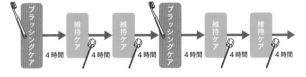

2)「ブラッシングケア」を 1 回、「維持ケア」を 3 回実施するパターン

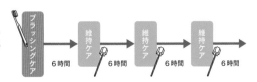

日本クリティカルケア看護学会 口腔ケア委員会：気管挿管患者の口腔ケア実践ガイド．2021：3.
https://www.jaccn.jp/guide/pdf/OralCareGuide_202102.pdf（2022.9.10. よりアクセス）を参考に作成

腔細菌数を増加させ、口臭の悪化を招くことに加えて口腔ケアによる機械的損傷を起こしやすくし、痂疲化した口腔汚染物を除去するためにケアに時間を要することなどにつながります。

　そのため口腔乾燥が起こりやすい人工呼吸器装着患者に対しては、口腔内の湿潤を保ち、口腔環境を最適化するケアが重視されているのです。

　口腔乾燥を防ぐケアの基本は、「加湿」と「保湿」です。維持ケアでも生理食塩液・水・口腔湿潤剤などのスプレーによる「加湿」と口腔湿潤剤による「保湿」が示されています。

　そのほか、「加湿」として唾液分泌を促す唾液腺マッサージはよく知られていますが、健康な成人での短期的な口腔湿潤効果は示されているものの、挿管患者への長期的な効果については明らかとなっていません。一方、「保湿」については、マスク装着（図2）により蒸発を防ぐ効果が期待されています[3]。

（小布施未桂）

図2　口腔乾燥を予防するマスク装着

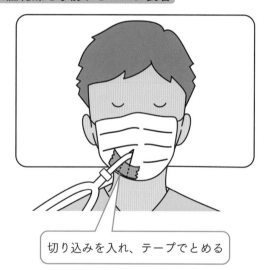

切り込みを入れ、テープでとめる

文献
1 ）Zhao T, Wu X, Zhang Q, et al. Oral hygiene care for critically ill patients to prevent ventilator-associated pneumonia. *Cochrane Database Syst Rev* 2020 ; 12(12)：CD008367.
2 ）日本クリティカルケア看護学会 口腔ケア委員会：気管挿管患者の口腔ケア実践ガイド．2021．
　　https://www.jaccn.jp/guide/pdf/OralCareGuide_202102.pdf（2022.9.10. アクセス）
3 ）岸本裕充：ICU で経口気管挿管中の患者に対する口腔ケア．人工呼吸 2015 ; 32：37-43.

7 挿管チューブがずれたとき、5点聴診による確認だけでは不十分

パルスオキシメータの数値は時差がある

挿管チューブがずれにより抜けかけていても、聴診では挿入しているように聞こえるため、胸腹部の5点聴診のみでは正確に判断することが困難です。また、パルスオキシメータの使用では経皮的動脈血酸素飽和度（SpO2）の値に酸素化の変動が反映されるまでに時差が生じるため、❶異常に気づくまでに時間がかかります。つまり、挿管チューブがずれていたり呼吸が止まっていたりしても、モニタ上ではすぐに異常に気づくことができないため、手遅れとなる可能性があります。

また、指先など四肢の末端で測定することが多いと思いますが、循環不全があり血流が十分に保たれていない場合には正確に測定できないことがあることも、パルスオキシメータの弱点といえるでしょう。

根拠をCHECK ❶ ✓

酸素化が十分にされない場合でも、数分間は血液中の酸素濃度が正常に保たれるため。

カプノグラフィによるモニタリングを推奨

患者の「換気状態」をタイムリーに反映する指標として、**カプノグラフィを用いたモニタリング（図1）がガイドライン❷で推奨されています**[1)~3)]。パルスオキシメータは血液中の酸素と結合したヘモグロビンの割合を測定できる装置です。体内の酸素の割合を測定するパルスオキシメータに対し、カプノグラフィは呼気中の二酸化炭素の濃度（呼気終末二酸化炭素分圧：ETCO2）を連続的に監視する装置です。つまり、挿管チューブのずれや屈曲など、人工呼吸にトラブルが生じた場合、換気（呼気）による二酸化炭素の濃度が検知されるため、すみやかに変化に気づくことが可能です。

カプノグラフィではETCO2の値やカプノグラム（呼気二酸化炭素分圧曲線）と呼ばれるETCO2の変化を曲線で表した波形が表示

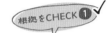

根拠をCHECK ❷ ✓

日本蘇生協議会：JRC 蘇生ガイドライン 2020（2021）など

6
I
C
U

されます（図2）。換気の異常は波形の変化としてすみやかに反映されるため、**正常な波形と異常な波形をいくつか覚えるだけで、簡単に患者の換気状態を評価できます。**

（浅川翔子）

図1　モニタ上に示されるカプノグラムとETCO₂（一例）

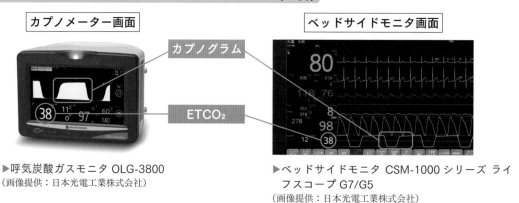

▶呼気炭酸ガスモニタ OLG-3800
（画像提供：日本光電工業株式会社）

▶ベッドサイドモニタ CSM-1000 シリーズ ライフスコープ G7/G5
（画像提供：日本光電工業株式会社）

図2　正常・異常なカプノグラムとETCO₂

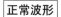正常波形

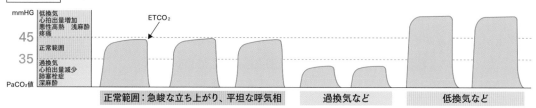

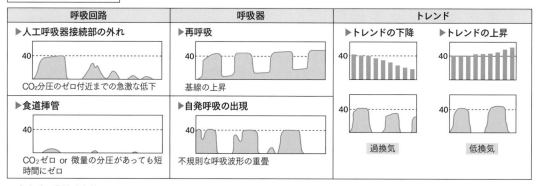

日本光電工業株式会社ホームページ：ETCO₂とカプノグラム.
https://www.nihonkohden.co.jp/iryo/nicu/etco2_capnogram.html（2022.9.10. アクセス）より引用

文献

1）American Heart Association. 2020 American Heart Association Guidelines for CPR and ECC ebook. 2020. https://ebooks.heart.org/ja/product/2020-aha-guidelines-for-cpr-ecc-ebook（2022.9.10. アクセス）

2）Japanese Society of Anesthesiologists. JSA airway management guideline 2014: to improve the safety of induction of anesthesia. *J Anesth* 2014；28(4)：482-493.

3）日本蘇生協議会監修：JRC 蘇生ガイドライン 2020. 医学書院，東京，2021.

8 人工呼吸器ウィーニングに SIMV モードは使わない

> ## 呼吸仕事量を増加させ
> ## 予後の悪化につながるリスクがある

　これまで人工呼吸器からの離脱（ウィーニング）には SIMV（synchronized intermittent mandatory ventilation：同期式間欠的強制換気）モードが用いられることが主流でした。SIMV モードは患者の吸気努力に合わせて強制換気が行われるようになるため、患者の快適性が高まり、強制換気から人工呼吸器が補助する換気回数を徐々に減らしていくことで、快適かつ安全に自発呼吸への移行をサポートする有用なモード[1]として用いられてきました。

　しかし、現在 **SIMV モードは反対に呼吸仕事量を増加させ、患者の予後が悪化することが報告されています**[1]。その原因として、強制換気とサポートのない自発呼吸が混在すると、呼吸ごとに変化する呼吸負荷に対して呼吸中枢がすぐに反応できないため、呼吸仕事量が増加する[1]からだと考えられています。さらにいくつかの根拠❶❷から、SIMV モードを用いてゆっくり換気回数を減らすような従来の方法は推奨されておらず、**CPAP（持続陽圧換気）＋ PS（プレッシャーサポート）モード、BIPAP（二相性気道内圧）モードなどの自発呼吸モードが選択され、徐々にサポート圧を減らす方法でウィーニングが行われることが多くなっています**（図1）[2][3]。

　日本では今でも SIMV モードをウィーニングの第一選択として用いる医師は少なくないですが、1980 〜 90 年代に主流であったモードであり、2000 年以降から世界中で使用頻度は低下している[1]ことを知っておく必要があります。ただし SIMV モードは長期人工呼吸器患者に対しては有効なモードである[2][4]ため、患者の病態に合わせて換気モードを選択する必要があります。

（木村理加）

根拠をCHECK ❶

SIMV の設定換気回数が少ないときほど患者の呼吸仕事量は増える一方で、回数が多いほど非同調の発生頻度が高くなる[1]。

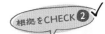

根拠をCHECK ❷

SIMV モードで徐々に換気回数の設定を減らすことで人工呼吸器離脱時間が長くなること、離脱成功率が低いことも示されている[1][2]。

6
I
C
U

図1　人工呼吸器離脱で選択されるモードの変化

従来：強制換気モード → SIMV ゆっくり換気回数を減らす → 自発呼吸モード

現在：強制換気モード → 自発呼吸モード

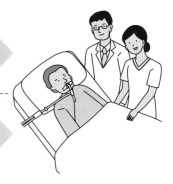

TOPICS

人工呼吸器の自動ウィーニングモード

Smart Care®/PS（Dräger社）の自動ウィーニングモードは、CPAPモードの状態で患者の呼吸メカニクスとパターンを連続的に自動解析しながら、徐々に呼吸サポートを減らし、離脱の適切なタイミングを知らせてくれるシステムです[1]。人工呼吸器装着期間やICU滞在期間の短縮などの患者アウトカムの向上に効果的[2][3]との報告がある一方、Kampolisら[4]はメタアナリシスの結果、従来のPSV（pressure support ventilation）を用いた方法とアウトカムに有意差がないことを報告しています。

医療者による頻回なモード変更の必要がなく、過度な呼吸筋疲労をきたさないようサポート量が調整されるというメリットがありますが、熟達した医療者がタイムリーに個別性に合わせた設定でウィーニングを実施可能な環境であったり、早期に離脱可能な患者の場合は効果的ではない場合もあります[5]。そのため、すべての患者に万能で効果的とはいえないこと、またウィーニングの一部分のみを機械で行っているので、これでウィーニングはすべてお任せ、というモードではないことを念頭に置いておくことが必要です。

文献
1）Dräger社：Dräger　Smart Care®/PS：自動ウィーニングプロトコル
https://www.draeger.com/ja_jp/Products/SmartCare-PS-The-automated-weaning-protocol（2022.9.10. アクセス）
2）Rose L, Schultz MJ, Cardwell CR, et al. Automated versus non-automated weaning for reducing the duration of mechanical ventilation for critically ill adults and children: a cochrane systematic review and meta-analysis. *Crit Care* 2015；19(1)：48.
3）Burns KEA, Lellouche F, Nisenbaum R, et al. Automated weaning and SBT systems versus non-automated weaning strategies for weaning time in invasively ventilated critically ill adults. *Cochrane Database Syst Rev* 2014；(9)：CD008638.
4）Kampolis CF, Mermiri M, Mavrovounis G, et al. Comparison of advanced closed-loop ventilation modes with pressure support ventilation for weaning from mechanical ventilation in adults: A systematic review and meta-analysis. *J Crit Care* 2022；68：1-9.
5）Taniguchi C, Victor ES, Pieri T, et al. Smart Care™ versus respiratory physiotherapy–driven manual weaning for critically ill adult patients: a randomized controlled trial. *Crit Care* 2015；19(1)：246.

文献
1）橘一也, 竹内宗之：特集 人工呼吸器 Part 3 各論 古典的呼吸器モード3 synchronized intermittent mandatory ventilation (SIMV). INTENSIVIST 2018；10(3)：621-629.
2）布宮伸：増刊号 消化器・一般外科医のための救急・集中治療のすべて Ⅰ章 周術期の集中治療 呼吸管理 ウィーニングと抜管. 臨床外科 2016；71(11)：34-41.
3）古田島太：特集 質の高い呼吸管理を目指して ウィーニングはどのように進めるか. Clinical Engineering 2020；31(9)：766-774.
4）方山真朱：ウィーニング（weaning）基礎と実践 開始のタイミングと方法（特集 急性期呼吸管理の基礎と実践）. ICUとCCU 2017；41(1)：51-59.

外来看護

外来は多くの患者さんが出向く場所であり、各診療科では、幅広い年齢や生活背景をもつ多様な課題を抱える患者さんに出会います。また、近年は在院日数の短縮、医療技術の発展もあり、入院と在宅の間にある外来医療が担う役割は、ますます複雑で高度になっています。

看護師には問診、診療の介助、処置、患者指導など複数の業務を同時に、かつ円滑に行うスキルが求められます。そのためには患者さんが抱える疾患や生活上の課題についての幅広い知識、ケアに関する質の高いスキルをもつことが必要です。

Part 7 では慢性的な経過をたどる心疾患、糖尿病、腎不全、がんなどの疾患を抱える成人患者さんに対して、看護師が日常ケアに活かすことができる内容を取り上げ解説しています。各領域のさまざまな状況下で、通院される患者さんの症状や悩みを予測し、読み取ることが求められています。あいまいに行っていた看護について学び直したり、新たな知見について理解を深めることで、外来での臨床看護をスキルアップしていきましょう。

1 胃カメラの前に禁煙は不要

喫煙が与える影響の根拠は乏しい

　胃カメラ（上部内視鏡）検査のオリエンテーションでは、検査前は禁煙して来るように説明していることが多いです。これはタバコに含まれるニコチンが胃内分泌液を増加させる効果があるとされており、喫煙をしたことで胃内分泌液が増えて内視鏡での胃内観察が十分に行われない可能性があるという理由によると推測されます。しかしながら、国内外の内視鏡検査に関連する手順やガイドライン❶などで、**検査の事前準備として禁煙を推奨しているものはない**とされています[1]。

　喫煙は胃血流を減少させるとされており[2]、血流量が減ることにより胃粘膜の機能低下や胃粘膜の抵抗力低下を招くと考えられています。そのため、胃カメラでの胃粘膜観察や喫煙後の検査の胃粘膜への侵襲を減らすため、胃カメラ検査前の禁煙を慣習的に呼びかけているのかもしれませんが、その根拠は乏しいと考えられます。

（逢阪美里）

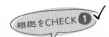

根拠をCHECK❶ ✓

日本消化器内視鏡学会：内視鏡検査・周術期管理の標準化ハンドブック（2019）

文献

1）日本消化器内視鏡学会附置研究会 内視鏡検査・周術期管理の標準化に向けた研究会：内視鏡検査・周術期管理の標準化ハンドブック．2019．https://www.jges.net/wp-content/uploads/2021/08/ad51b257451200bddffa6b82a0eee821.pdf（2022.9.10. アクセス）

2）Sonnenberg A, Hüsmert N. Effect of nicotine on gastric mucosal blood flow and acid secretion. *Gut* 1982；23(6)：532-535.

2 入れ墨はMRI検査時の熱傷、神経刺激のリスクとなる

刺青やアートメイクでは神経刺激を生じる

　MRI検査は放射線被曝がなく身体の詳細な検査ができるため、病気の診断、治療効果判定などに活用されています。一方、MRI装置は画像撮影時以外にも検査室内には静磁場が発生しており、機械には強い磁力があり、検査室に金属を持ち込んだ際の吸引事故や、体内金属や衣類（保温下着）などによる熱傷の事故が報告されています。

　日本医療機能評価機構により、MRI検査室への磁気体（金属）持ち込みが原因となった事故として、熱傷や神経刺激が報告されています。刺青（入れ墨）の色素は鉛、水銀、カドミウム、亜鉛、チタンなどの複数の金属を含んでいるとされ、**MRI撮影時のRFコイルによる刺激で熱傷などを起こす**と考えられています[1]。2011年の調査ではMRI検査による火傷・神経刺激が起きた件数はMRI関連事故のうち12%で、指輪による熱傷などのほか、刺青やアートメイクによる神経刺激❶が報告されています[2]。

　現在では、ファッションとして刺青、タトゥーを入れている人も少なくありません。これにより検査が禁忌となるわけではありませんが、検査のメリット・デメリットを十分検討したうえで、患者が安全に検査を受け適切な医療につなげることができるよう、事前に体内金属や刺青などの有無について確実に確認し、検査室と情報共有することが必要です。

（逢阪美里）

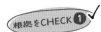

根拠をCHECK ❶

患者が耐えきれない神経刺激を受けて検査が中止された件数は全76件中、刺青で7件、メイクで4件あった[2]。

❼
外
来

文献
1）Wagle WA, Smith M. Tattoo-induced skin burn during MR imaging. *AJR Am J Roentgenol* 2000；174(6)：1795.
2）土井司, 山谷裕哉, 上山毅, 他：MR装置の安全管理に関する実態調査の報告 - 思った以上に事故は起こっている -. 日放線技会誌 2011；67(8)：895-904.

外来

3

keyword ▶ 放射線科 循環器看護 カテーテル検査

アブレーション実施後は、生命の危機につながる合併症に注意する

遅発性合併症のリスクを説明しておく

カテーテルアブレーション（以下、アブレーション）は、血管にカテーテルを挿入し、不整脈の発生源となる心臓の異常な興奮を発生している部分を遮断、消滅させるために心筋を焼灼・冷凍凝固し回路を断ち切る治療法です[1]。治療の対象は、上室性頻拍や各種心房性頻拍、および心室性頻拍などの不整脈となりますが、不整脈の種類によりアブレーション適応の推奨度は異なります。検査時間や安静時間が長く、身体的苦痛が大きい治療のため、術前オリエンテーションでは十分に説明を行いましょう。また、抗凝固薬や抗不整脈薬はアブレーションに影響するので事前の確認が必要です。

穿刺後は、電極カテーテルが配置され、診断確定のために電気刺激や薬剤による不整脈の誘発が行われます。治療中は、通電することで心筋に直接障害を与えるため、痛みを伴う場合があります。血管内・心腔内にカテーテルを挿入する侵襲的治療である以上、**ひとたび合併症❶が起きると、短時間で致命的な状態となる危険性があります**[3]。

病棟帰室後は、心電図モニタやバイタルサイン、意識状態を継続的に観察し、医療チームでの異常の早期発見と迅速な対応に努めましょう。また、遅発性合併症は治療当日〜数か月以降でも発生の可能性があります。心房細動に対するアブレーションでは、**左房食道瘻の発生率は 0.02 〜 0.11% と低いものの致死率は 70 〜 80% であり、術後 2 〜 4 週間程度で発生します**[2]。退院時には、患者に遅発性合併症が生じうる可能性について説明を行うことが望ましいです[3]。

（川原佳代）

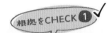

根拠をCHECK ❶ ✓

心タンポナーデ、出血、鎮痛と鎮静に伴うリスク、血栓塞栓症、不整脈、食道障害・横隔神経麻痺、薬剤・造影剤アレルギーなどがあり、急性期合併症の発症率は 1.7%[2]。

通常、穿刺部位は❶鼠径部、❷頸部、❸鎖骨下のいずれかが選択される

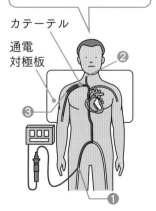

カテーテル

通電
対極板

文献
1）村瀬早苗：患者さんに聞かれても答えられる！ カテーテル検査＆治療説明シート（第4回）カテーテルアブレーション. Heart nursing 2021；34(2)：69-71.
2）日本循環器学会，日本不整脈心電学会：不整脈非薬物治療ガイドライン（2018年改訂版）. 2021. https://www.j-circ.or.jp/cms/wp-content/uploads/2018/07/JCS2018_kurita_nogami.pdf（2022.9.10. アクセス）
3）医療事故調査・支援センター（日本医療安全調査機構）：医療事故の再発防止に向けた提言第14号 カテーテルアブレーションに係る死亡事故の分析. 2021：18-31. https://www.medsafe.or.jp/uploads/uploads/files/teigen14.pdf（2022.9.10. アクセス）

4 | ICDを植込みされている場合でも運動は可能

ICDは不整脈に作用する治療デバイス

　不整脈には大きく分けて、脈が遅くなる徐脈性不整脈、脈が飛ぶように感じる期外収縮、脈が速くなる頻脈性不整脈の3つの種類があります。それぞれの不整脈の種類や症状に合わせて、治療デバイスが選択されます。

　植込み型除細動器（implantable cardioverter defibrillator：ICD）は、あらかじめプログラムされた設定で頻脈性不整脈を刺激したり、電気ショックによる強いエネルギーを加えることで元の調律に戻す機能が備えられた治療デバイスです。心疾患の種類にかかわらず致死的な頻脈性不整脈に作用するため、**心臓突然死を予防し生命予後を改善する、最も有効かつ確立された治療法の1つとされています**[1]。しかし、運動時に心拍数が上昇することでICDが作動してしまうリスクも伴っており、強い痛みや作動の経験による精神的苦痛を生じてしまいます。

個別に調整してICDの不適切作動を防ぐ

　ガイドライン❶を参照すると、ICD患者の場合ではレクリエーション的スポーツでも中等度（IABおよびIIAB）までに制限されています（表1）[2]。若年者ではスポーツ中の頻脈によりICDの不適切作動が生じる可能性があり、あらかじめ運動心拍負荷検査などを用いてそれらを評価する必要性があります。**患者それぞれの身体活動に対する運動強度を分析し、ICDプログラムを設定することや、原因疾患の重症度に応じた運動許容条件を設けることで、不適切作動を予防していくことが求められる**のです。また、外傷による本体およびリードの損傷を避けるため、身体がぶつかるようなスポーツや、ICD作動によりめまいや意識消失が生じ、生命の危険性が高まるスポーツを行うべきではないことはいうまでもありません。

根拠をCHECK❶

日本循環器学会：ペースメーカ, ICD, CRTを受けた患者の社会復帰・就学・就労に関するガイドライン（2013年改訂版）（2013）

7
外来

これらのことから、スポーツ強度や患者それぞれの身体強度で運動に対する制限はかかるものの、**決められた範囲内であれば運動は可能**と判断されます。そのため、一概に運動全般を禁止したり恐怖心を煽るのではなく、検査を通して得られたデータから、医師や運動療法士と相談し、患者それぞれに対する「具体的な運動の目安」を明らかにし、決められた制限を理解してもらうよう指導することが看護師には求められます。そして、日常生活のなかでの自己管理を促すため、運動時に脈拍測定器を使用する提案などの前向きかつ実用的な患者教育を行っていくことが大切です。

（高橋理奈）

表1　スポーツ強度分類

		軽度（A）	中等度（B）	高度（C）
静的（等尺性）成分	高度（Ⅲ）	ボブスレー＊＊ 体操競技＊＊ 空手／柔道＊ 水上スキー＊＊ ウインドサーフィン＊＊ ウエイトリフティング＊＊ ロッククライミング＊＊	ボディービル スノーボード＊＊ レスリング＊ スキー（滑降）＊＊	ボクシング＊ カヤック／カヌー サイクリング＊＊ ボート競技 スピードスケート
	中等度（Ⅱ）	アーチェリー ダイビング＊＊ 馬術競技＊＊ モーターサイクル＊＊	アメリカンフットボール＊ ラグビー＊ ランニング（短距離走） サーフィン＊＊ シンクロナイズドスイミング＊ フィギュアスケート＊	バスケットボール＊ アイスホッケー＊ ランニング（中距離走） 水泳＊ ハンドボール＊ ラクロス＊
	軽度（Ⅰ）	ビリヤード ボーリング カーリング ゴルフ	野球 ソフトボール 卓球 テニス（ダブルス） バレーボール	バドミントン 競歩 スカッシュ 長距離走 テニス（シングルス） サッカー＊
		軽度（A）	中等度（B）	高度（C）
			動的（等張性）成分	

＊：機械の物理的損傷の危険性　　＊：意識消失での危険性増加
日本循環器学会：ペースメーカ，ICD，CRT を受けた患者の社会復帰・就学・就労に関するガイドライン（2013 年改訂版）．2013：28．より転載
https://www.j-circ.or.jp/cms/wp-content/uploads/2020/02/JCS2013_okumura_h.pdf（2022.11.10. アクセス）

文献

1）日本循環器学会，日本不整脈心電学会：不整脈非薬物治療ガイドライン（2018 改訂版）．2021：23．
　　https://www.j-circ.or.jp/cms/wp-content/uploads/2018/07/JCS2018_kurita_nogami.pdf（2022.9.10. アクセス）
2）日本循環器学会：ペースメーカ，ICD，CRT を受けた患者の社会復帰・就学・就労に関するガイドライン（2013 年改訂版）．2013：27-29．
　　https://www.j-circ.or.jp/cms/wp-content/uploads/2020/02/JCS2013_okumura_h.pdf（2022.11.10. アクセス）

外来

5 ペースメーカ装着中でも 電子体重計、IH 調理器は 使用できる

外部の電磁界によって電磁干渉が生じる

　ペースメーカなどのデバイスは、刺激電極を用いて常に心電位を監視しています。この心電位に外部の電磁界からの影響で類似の雑音が混入すると、デバイスがその雑音に反応してしまい、誤動作の原因となります。これが電磁干渉（electromagnetic interference：EMI）の基本原理とされています[1]。

　誤動作が生じるとデバイスが正常に機能しないことから、めまいやふらつき、動悸などの症状が現れ、人体に悪影響を与えます。外部の電磁界がデバイス動作に干渉する経路はさまざまなパターンがありますが、デバイスに直接侵入するわけではなく人体組織を介在して侵入するため、日常生活のなかで電子・電気機器に近づく、触れる、身に着けるなどの際には注意が必要となります。

1. 電子体重計

　「電子」と記されているからといって、一概に体重計が使用できないわけではありません。体重計には、体脂肪率や筋肉量など身体の数値（体組成）を測定できるものもありますが、それらは測定時に体内へ微弱の電磁波を流すしくみがあるため、デバイス利用者は使用を控えるように製造会社から促されています。よって、**電子体重計は体重測定機能に限るもののみ使用可能**と判断されます。

2. IH 調理器

　IH（induction heating、電磁誘導加熱）製品に関しては、デバイスに使用されているリードによって使用の制限が異なります。デバイスには単極・双極といった2種類のリード構造があります（**図1**）[2]。デバイスにはどちらか一方のリードが使用されますが、患者が自らリードの違いを把握するには、ペースメーカ手帳（**図2**）を参照する必要があります。

7

外来

IH 調理器は身体との距離を保ち使用する

ガイドライン❶によると、IH 調理器は双極リードを使用している場合には、特に電磁波の影響を受けにくいことが示されています。しかし、**単極リードを使用している場合には、IH 調理器と身体の間には 50cm 以上の距離を保つ**ように指導する必要があります。

IH 炊飯ジャーは、**単極リード、双極リードにかかわらず 50cm 以上離して使用することが推奨**され、炊飯終了後も保温のために低頻度ながら磁界を発生し続けているため、特に蓋を開けてごはんを器に盛るときには、より干渉に注意が必要です[3]。ほかにも電磁干渉の影響を避けるための対策（表1）[1]は多岐にわたります。

（高橋理奈）

根拠をCHECK ❶ ✓

日本循環器学会：ペースメーカ，ICD，CRT を受けた患者の社会復帰・就学・就労に関するガイドライン（2013 年改訂版）（2013）

図1　リード構造の違い

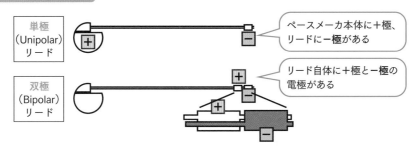

単極（Unipolar）リード
ペースメーカ本体に＋極、リードに－極がある

双極（Bipolar）リード
リード自体に＋極と－極の電極がある

時政孝行：GYG ライブラリー ペースメーカー入門．2008：5．
http://www.med.kurume-u.ac.jp/med/physiol2/textbook/pacemaker/pdf/pacemaker1.pdf （2022.9.10. アクセス）を参考に作成

図2　ペースメーカ手帳(一例)

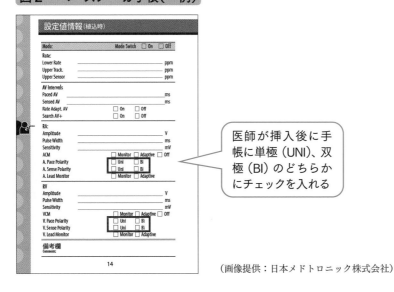

医師が挿入後に手帳に単極（UNI）、双極（BI）のどちらかにチェックを入れる

（画像提供：日本メドトロニック株式会社）

表1　電磁干渉の影響を避けるための対策

家電製品の漏電	●冷蔵庫、電子レンジ、洗濯機などの家電製品はアースを接続して使用する
筋刺激装置および通電鍼治療器	●使用は禁忌
IH 調理器	●単極電極の場合、50cm 以上離して使用する ●双極電極では環境調査を行って安全性を確認することで、問題なく使用できることがある
IH 炊飯ジャー	●単極電極、双極電極にかかわらず 50cm 以上離して使用する ●実際的には患者自身が使用することは避けたほうがよい
電気毛布	●使用は問題ない
電子カーペット	●植込み部位を密着させるような体位での使用を避ける
スマートエントリーシステム（スマートキーシステム）	●自動車購入時に販売店でアンテナの配置を確認し、アンテナを植込み部位から 22cm 以上離して使用する ●エンジンのかかった車のボンネット内を覗き込まない
電気自動車（急速充電器）	●使用しないこと ●可能な限り近づかない ●不用意に近づいた場合にはすみやかに通り過ぎること
電気自動車（普通充電器）	●使用する場合は密着させないこと
全自動麻雀卓	●使用を避けたほうがよい
高電圧送電線	●市街地の地上を歩くことは問題ない ●屋内では問題とならない
電位治療器	●椅子型、寝具型とも使用は禁忌

日本循環器学会：ペースメーカ，ICD，CRT を受けた患者の社会復帰・就学・就労に関するガイドライン（2013 年改訂版）．2013：25．https://www.j-circ.or.jp/cms/wp-content/uploads/2020/02/JCS2013_okumura_h.pdf（2022.9.10. アクセス）を参考に作成

7

外来

文献

1）日本循環器学会：ペースメーカ，ICD，CRT を受けた患者の社会復帰・就学・就労に関するガイドライン（2013 年改訂版）．2013：6，25．
　https://www.j-circ.or.jp/cms/wp-content/uploads/2020/02/JCS2013_okumura_h.pdf（2022.9.10. アクセス）
2）時政孝行：GYG ライブラリー ペースメーカー入門．2008：5．
　http://www.med.kurume-u.ac.jp/med/physiol2/textbook/pacemaker/pdf/pacemaker1.pdf（2022.9.10. アクセス）
3）日本循環器学会：ペースメーカ，ICD，CRT を受けた患者の社会復帰・就学・就労に関するガイドライン（2013 年改訂版）．2013：23．
　https://www.j-circ.or.jp/cms/wp-content/uploads/2020/02/JCS2013_okumura_h.pdf（2022.9.10. アクセス）

6　心不全のリハビリは症状軽減効果と長期予後改善につながり、包括的介入が必要

運動療法は良好な長期予後につながる

　慢性心不全は、治癒することなく増悪と緩解をくり返し、徐々に心機能が弱っていく病態です。心不全を悪化させない・残存機能を維持するためには、ただ単に外科的治療や薬物療法を行うだけでなく、心臓リハビリテーション（以下、心リハ）を通して、運動耐容能を向上させ、疾患増悪の原因となる生活習慣を見直していくことが求められます。

　運動療法の有効性については、現在、臨床現場やさまざまな研究を通して証明されています。ガイドライン❶では、心不全患者の運動療法を中心とした心リハは、**生命予後・運動耐容能・QOL の改善、すべての原因による再入院リスクおよび、心不全による再入院リスクの低下に有効であり、運動療法の実施が良好な長期予後と関連すること**[1] を記しています。また、増悪入院の原因は、病態自体の悪化に加え、アドヒアランス不良（塩分制限、水分制限、服薬遵守などができない）、過度のストレス、過労、社会的孤立などの心理・社会的要因がかなり関与していることから、直接的な治療ばかりでなく、医師や看護師、運動療法士に加え、薬剤師、管理栄養士、臨床心理士などの多職種と連携し、個々の問題点に合わせ、専門性を高めた心リハが必要です。

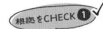

根拠をCHECK ❶

日本循環器学会，日本心臓リハビリテーション学会：2021 年改訂版 心血管疾患におけるリハビリテーションに関するガイドライン．2021

心臓だけでなく全身的・多面的な管理が加わった

　さらに、近年の超高齢社会の現状から、低栄養・身体活動低下が関与しているサルコペニアやフレイルが、高齢心不全患者の予後規定因子であることが認識され、これらの進行が心不全増悪・再入院をもたらすことが多いとされています[1]。よって、2021 年に改訂されたガイドライン❷では、心臓のみを標的とした治療ではなく、全

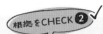

根拠をCHECK ❷

心臓リハの目的に「再入院防止・フレイル予防・抑うつ改善」が追加され、構成要素に「疾病管理」が加わった[1]。

身的・多面的な管理の必要性を述べていることがわかります（図1）。
これらから、外来や在宅などの地域包括ケアシステムを活用しつつ、
患者や家族、医療者が一丸となり、退院後も継続した疾病管理プロ
グラムを遂行する力が求められるのです（図2）。

（高橋理奈）

図1　心臓リハビリテーションの概念・構成要素の変化

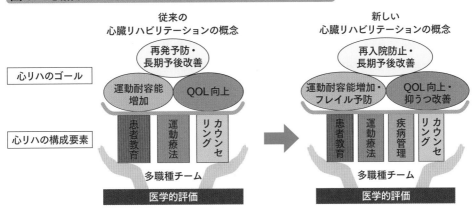

後藤葉一：心臓リハビリによる冠疾患二次予防効果の最大化．冠疾患誌 2017；23(3)：175．より引用

図2　心臓リハビリテーションの時期的区分

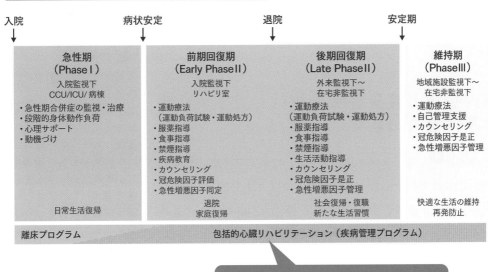

Izawa H, Yoshida T, Ikegame T, et al. Standard Cardiac Rehabilitation Program for Heart Failure. *Circ J* 2019；83(12)：2394-2398.

7

外来

文献
1）日本循環器学会，日本心臓リハビリテーション学会：2021年改訂版 心血管疾患におけるリハビリテーションに関するガイ
ドライン．2021：15，16，47．https://www.j-circ.or.jp/cms/wp-content/uploads/2021/03/JCS2021_Makita.pdf（2022.9.10. ア
クセス）

外来

7 メタボリックシンドロームは発症・重症化を防ぐかかわりが必要

高血圧や糖尿病で注意したい予防医学

メタボリックシンドロームは、内臓脂肪の過剰な蓄積を発症基盤として、動脈硬化性疾患の予防をめざして策定された予防医学的疾患概念[1]です。❶メタボリックシンドロームには発症予防および、発症後には重症化予防や合併症への進行❷を防ぐかかわりが求められています。

外来診療で行われるメタボリックシンドロームに対する治療やケアは、すでに高血圧、糖尿病、脂質異常症、心血管疾患のいずれかにおいて治療を受け、悪化予防に向けた食事や運動習慣の見直しなどを中心に行われます。**高血圧や糖尿病などの顕在化した疾患のみを個別に治療するだけではなく、ウエスト周囲長の測定・評価と生活習慣への介入による内臓脂肪蓄積の減少により、メタボリックシンドロームの病態進展を防ぐことが重要です**[3]。❸

運動療法と食事療法を並行して体重減量をめざす

ガイドライン❹では、メタボリックシンドロームの体重減量の治療目標を「現在の体重から3〜6か月で3％以上減少」[5]としています。100kgの人が半年くらいの時間をかけて、3kg以上の体重減少をめざすといった目安です。

1. 運動療法

一気に減量に取り組もうとして、急に食事の摂取量やカロリーを極端に減らし、ジョギングなどの運動を始めるのは危険です。身長に見合った適正体重ではない状態なので、運動により心臓、関節への負担が生じることが推測されます。運動療法開始前のメディカルチェック項目を表1に示します。

根拠をCHECK ❶

肥満の基準（BMI ≧ 25）未満であっても、内臓脂肪の蓄積があり、高血糖、脂質代謝異常、血圧高値のうち、2つ以上のリスクが集積している病態。

根拠をCHECK ❷

2型糖尿病発症のリスクは3〜6倍、心血管疾患発症および心血管疾患死のリスクは1.5〜2倍と報告がある[2]。

根拠をCHECK ❸

最近でも、男性勤労者への特定保健指導において、6か月時点で3％減量することにより体重、腹囲、血圧、中性脂肪などに有意な改善が認められ、次年度のメタボ罹患率も低く、（メタボ）脱却率は高かったという報告がある[4]。

根拠をCHECK ❹

日本肥満学会：肥満症診療ガイドライン（2016）

表1　運動療法開始前のメディカルチェック項目

1．脳心血管疾患の既往またはそれを疑わせる徴候・症状あり	多段階運動負荷試験を推奨する*
2．Ⅲ度高血圧（180/100mmHg 以上）あり	服薬で血圧をコントロールしてから運動を始める*
3．糖尿病あり	中強度以上の運動を開始する場合、顕性腎症、自律神経障害の合併があれば多段階運動負荷試験を推奨する**。顕性腎症、自律神経障害がなければ、安静時心電図を施行し、ST-T 異常があれば多段階運動負荷試験を考慮する***。ただし、多段階運動負荷試験の有用性には限界がある****
4．運動部位の筋骨格系に急性炎症あり	改善してから運動を開始する

*American College of Sports Medicine. ACSM's guidelines for exercise testing and prescription 9th ed. Lippincott Williams & Wilkins, Philadelphia, PA, 2013.
***Med Sci Sports Exerc* 2010；42：2282-2303.
***Circ J* 2009；73 Suppl Ⅲ：1019-1089.
****Circulation* 2013；128：873-934.
日本肥満学会編：肥満症診療ガイドライン2016．ライフサイエンス出版，東京，2016：51．より引用

2. 食事療法

　高度肥満症や、迅速かつ大幅な体重減少が必要な患者への外来での食事療法では、昼食または夕食だけ1食にフォーミュラ食（低カロリーだが、必要な栄養素を摂取できるよう開発された食品）を活用する方法[6]が紹介されています。また、食習慣においては、1日3回の食事パターンにし食事時刻に一定の間隔をあけること、夜遅い時間に夕食を摂らない、あるいは量を減らすこと、食欲を抑制することを目的によく噛んで食べることを指導します。またセルフモニタリングとして、食事記録表、体重日記（グラフ化）をつけてもらい、自己の食行動のずれと癖が認識できる行動療法的アプローチが有効[6]とされています。

　日本肥満学会では、2012年より**肥満症生活習慣改善指導士（旧名称：生活習慣病改善指導士）の認定制度を開始し、肥満症およびその関連する疾患の診療、予防、管理をチーム医療で実施することをめざしています。**メタボリックシンドロームの病態の理解をもとに、適切なかかわりを実践していくことが重要です。

（米田昭子）

文献

1）日本糖尿病学会編著：糖尿病診療ガイドライン2019．南江堂，東京，2019：239-240.
2）Ford ES. Risks for all-cause mortality, cardiovascular disease, and diabetes associated with the metabolic syndrome: a summary of the evidence. *Diabetes Care* 2005；28(7)：1769-1778.
3）日本肥満学会編：肥満症診療ガイドライン2016．ライフサイエンス出版，東京，2016：71-77.
4）永原真奈見，樋口善之，赤津順一，他：男性勤労者における特定保健指導の6か月時での3％減量目標の意義と3か月時評価への応用可能性．産業衛誌 2021；63(3)：86-94.
5）日本肥満学会編：肥満症診療ガイドライン2016．ライフサイエンス出版，東京，2016：48-56.
6）浅原哲子：肥満症治療における食事療法の実際．診断と治療 2017：105(3)：333-341.

8 糖尿病の注射療法は薬剤の選択肢が広がっている

> ## 患者に合った薬物療法を継続的に検討し、支える

　現在、糖尿病の注射薬には、インスリン製剤（表1-❶）、GLP-1受容体作動薬（表1-❷）があります。インスリン製剤は、作用発現時間および作用持続時間によって超速効型、速効型、中間型、混合型、配合溶解、持効型溶解に分類されます[1]。さらに、2019年以降、**持効型溶解インスリンとGLP-1受容体作動薬を固定比率で配合した注射液が発売され、2つの有効成分を1日1回の注射で投与することが可能**となりました（表1-❸）。

　低血糖をきたしにくく安定した血糖変動が可能な注射、注射回数、ペン操作において注射方法が簡便なものなどが開発され、選択肢が広がっています。これは糖尿病患者と家族にとって朗報ですが、安全かつ効果的な注射ができるように支援するためには、看護者が薬剤の選択について知識を得ておくことが大切です。

1. 注射療法の適応と薬剤の特徴

　1型糖尿病患者では、インスリン製剤が適応となります。超速効型と持効型の強化療法という生理的なインスリンホルモン分泌に近い効果を期待する注射方法が検討されます。

　2型糖尿病患者では、食事・運動・内服療法だけでは、血糖コントロールが不十分な場合に注射療法の適応となります。注射療法の選択の観点の1つとして「低血糖をきたさない安全なコントロール」があります。低血糖への気づきが乏しい高齢者や自律神経障害を合併している糖尿病患者においては、持効型インスリン製剤、あるいは、GLP-1受容体作動薬の導入が検討されます。

　肥満傾向のある2型糖尿病患者では、GLP-1受容体作動薬の使用が推奨[2]されています。❶

　また、年齢が若く、著しい高血糖、将来の合併症回避を考えた場

根拠をCHECK❶

薬剤のもつ食欲抑制作用、体重減少作用を期待して推奨[2]。

合は、正常なインスリン分泌に沿うよう、基礎インスリンと食事ごと
の追加インスリン補充による強化インスリン療法が適切です。

　持効型インスリン製剤は、長時間安定した血中濃度を保つことができ
るので、インスリン基礎分泌の補充目的で指示されます。夜間の低血糖
の軽減や、血糖コントロールの改善が期待できるとともに、タイミング
が規定されないため、個人のライフサイクルに合わせることが可能です。

　GLP-1 受容体作動薬は、インスリン分泌の促進、グルカゴン分泌
の抑制、食欲の抑制など、多岐にわたる作用を有します。血糖値依

表1　糖尿病注射薬の分類と主な薬剤

	分類	一般名	主な商品名	主な投与時間
❶インスリン製剤	超速効型	●インスリン アスパルト ●インスリン リスプロ ●インスリン グルリジン	●ノボラピッド®注 フレックスタッチ ●ヒューマログ®注ミリオペン ●アピドラ®注ソロスター　など	食直前
	速効型	●生合成ヒト中性インスリン ●インスリン ヒト	●ノボリン®R 注フレックスペン ●ヒューマリン®R 注ミリオペン	食事 30 分前
	中間型	●生合成ヒトイソフェンインスリン	●ノボリン®N 注フレックスペンなど	
	混合型 (速効型および中間型をさまざまな割合で組み合わせた製剤)	●インスリン アスパルト二相性	●ノボラピッド®50 ミックス注フレックスペン ●ヒューマログ®ミックス 50 注ミリオペン　など	食直前
	配合溶解 (超速効型と持効型の配合)	●インスリン デグルデク・インスリン アスパルト	●ライゾデグ®配合注フレックスタッチ	食直前
	持効型溶解	●インスリン デテミル ●インスリン グラルギン ●インスリン デグルデク	●レベミル®注フレックスペンなど ●ランタス®注ソロスター、インスリングラルギン®BS 注ミリオペン　など ●トレシーバー®注フレックスタッチ	就寝前または1日1回
❷GLP-1 受容体作動薬		●リラグルチド ●リキシセチナド ●エキセチナド	●ビクトーザ®皮下注 18mg ●リキスミア®皮下注 300 μg	1日1回
			●バイエッタ®皮下注5 μg ペン 300　など	2回/日、食前
		●持続性エキセチナド ●デュラグルチド	●ビデュリオン®皮下注用2㎎	1回/週、朝食前
			●トリルシティ®皮下注 0.75㎎ アテオス	1回/週
		●セマグルチド	●オゼンピック®皮下注 0.25㎎ SD　など	1回/週
❸持効型溶解インスリン/ヒト GLP-1 受容体作動薬配合注射液		●インスリン グラルギン/リキシセチナド ●インスリン デグルデク/リラグルチド	●ソクリア®配合注ソロスター	1日1回、朝食前1時間以内
			●ゾルトファイ®配合注フレックスタッチ®	1日1回

日本糖尿病療養指導士認定機構編著：糖尿病療養指導ガイドブック．メディカルレビュー社，東京，2022：89-103．を参考に作成

7

外来

存的に効果を発揮することが特徴で、GLP-1 単独使用では、低血糖発現リスクは低いことから、低血糖への対応が懸念される人にも適用が広がっています。しかし、インスリン注射とは作用が異なりますので、インスリン分泌が保たれている糖尿病患者が対象であることに注意が必要です。

2. 継続的な検討と支援

　いずれも、注射は「針を身体（主に腹部）に刺す」こととなるので、開始時には、まず、糖尿病患者がどのようにとらえているかを聴き、生活で注射を継続していくことが可能か、という検討が必要です。また、注射療法開始後は血糖値の変化とともにその人の体調の変化や生活スタイルに合わせて、医師と協働して、量、回数、注射のタイミング、種類の検討を継続して支援していくことが求められます。

（米田昭子）

TOPICS

血糖値と連動させた新たなインスリン療法：SAP 療法

ペン型インスリン製剤以外に、持続的にインスリン製剤を体内に注入するインスリンポンプ療法（continuous subcutaneous insulin infusion：CSII）があります。使用するのは超速効型、または速効型インスリン製剤です。

最近では、持続グルコースモニタリング（continuous glucose monitoring：CGM）とインスリンポンプを同期させた SAP（sensor augmented pump）療法が可能となりました。血糖変動に合わせたインスリン量が投与されることで、低血糖を予防しつつ、良好な血糖コントロールを達成できるようになってきたのです。無自覚性低血糖が危惧される患者や血糖値が不安定な患者には朗報です。開始においては施設基準が設けられています。

文献
1）三浦順之介：糖尿病の病態とライフステージ　1 型糖尿病. 内科 2022；129(5)：1081-1086.
2）日本糖尿病療養士認定機構編著：V章 - 5 インスリンポンプ療法. 糖尿病療養指導ガイドブック 2022, メディカルレビュー社, 東京, 2022：104-108,

文献
1）日本糖尿病学会編著：糖尿病診療ガイドライン 2019. 南江堂, 東京, 2019：93-101.
2）山﨑真裕：糖尿病注射療法のポイント - インスリンと GLP-1 受容体作動薬 -. レジデントノート 2019；21(4)：628-635.
3）日本糖尿病療養指導士認定機構編著：糖尿病療養指導ガイドブック. メディカルレビュー社, 東京, 2022：89-103.

9 歯周病は糖尿病と関連している

歯周病の治療が血糖コントロールの改善につながる

　歯周病はプラーク性細菌を原因とする炎症性疾患で、歯肉炎と歯周炎に大別されます。**糖尿病は、喫煙と並んで歯周炎の二大因子で**あり、糖尿病と歯周炎には密接な相互関係があります（図1）[1]。

　歯と歯肉の境に歯周ポケットを形成し、炎症性サイトカインやCRP（C-reactive protein）の上昇をもたらします。プラークに対する炎症反応としては、歯周組織でIL（interleukin）-6やTNF（腫瘍壊死因子）-αが産生され血液内で増加をしていくことにより、インスリン抵抗性が増大し、糖尿病発症や血糖コントロールを悪化させるといわれています[2]。

　一方、糖尿病で歯周病が悪化するメカニズムは❶高血糖による脱水傾向に伴う口腔内乾燥、唾液の自浄作用の低下、❷高血糖による白血球遊走能・貪食能・殺菌能の機能低下による炎症への抵抗力の低下、❸過剰な血中ブドウ糖がタンパク質と結びつきつくられる最終糖化産物（advanced glycation endproducts：AGEs）による歯周組織への影響です。❶西村[3]は、**重度歯周病を合併したやや体格指数が増した糖尿病患者で炎症マーカーが上昇しやすいこと**を明らかにし、さらに、歯周病治療を行うことで、血糖コントロールの改善が期待できると報告しています。

　したがって、糖尿病患者には、食事におけるカロリー面だけではなく、おいしく食べて、血糖コントロールも含めて体調を整えるために、口腔内の手入れも気にかけるように伝えていくことが大切です。

（米田昭子）

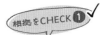

根拠をCHECK ❶

日本糖尿病学会：糖尿病診療ガイドライン（2019）

7

外来

図1 歯周炎と糖尿病・肥満の関係

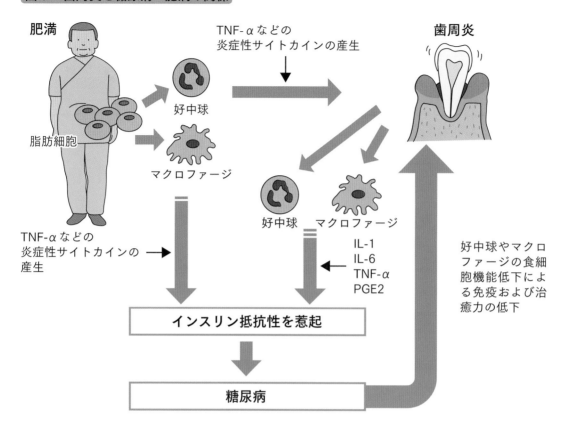

目澤優：誌上抄読 歯周・インプラント疾患の新分類．歯界展望 2020；135(2)：375．より転載

文献

1）目澤優：誌上抄読 歯周・インプラント疾患の新分類．歯界展望 2020；135(2)：370-379．
2）日本糖尿病学会編著：糖尿病診療ガイドライン 2019．南江堂，東京，2019：219-220．
3）西村英紀：歯周病治療が糖尿病の血糖コントロールへ及ぼす影響 - その多面性と分子基盤 -．歯界展望 2018；132(4)：819-822．

10 透析中の高齢者は骨折しやすい

ホルモンの分泌亢進で骨がもろくなる

透析患者が骨折しやすい原因には、骨強度を示す骨量・骨質の低下が関係しています。骨・歯の形成にはカルシウムが関与しますが❶透析患者では**血中カルシウム濃度が低下**しており、骨からのカルシウム放出を促す副甲状腺ホルモンの分泌が亢進しています。**骨からカルシウムやリンが溶け出した結果、ミネラルが不足し骨がもろくなってしまい骨量は低下します。**また、尿毒素物質の増加は、骨質を低下させるため[1]骨折のリスクが上昇します。❷

透析により、水分や尿毒素物質などとともに**アミノ酸やタンパク質など**の身体に必要な要素が除去されると、筋肉量も減少してしまいます[1]。高齢透析患者では、加齢、それに伴うサルコペニア・フレイルの状態となっている可能性も高いです。

透析後は、倦怠感や疲労感もあり、転倒による骨折（図1）に注意が必要です。骨折は、身体機能やQOLを低下させるだけでなく、死亡リスクを上昇させます。

（川原佳代）

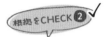

根拠をCHECK❶ ✓

血中カルシウム濃度は副甲状腺ホルモンやビタミンD代謝により維持されている。

根拠をCHECK❷ ✓

高齢透析患者における大腿骨頸部骨折は、同年代の一般住民と比較して男性で6.2倍、女性で4.9倍骨折しやすいと報告されている[2]。

図1　骨折の好発部位

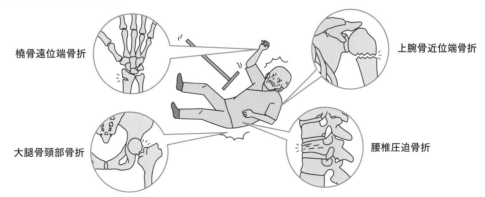

橈骨遠位端骨折

上腕骨近位端骨折

大腿骨頸部骨折

腰椎圧迫骨折

7

外来

文献
1）花房規男：特集 “なぜ？” “なに？” がサクッとわかる！新人スタッフのための血液透析患者の体のふしぎQ&A 40：病態生理編．透析ケア 2018；24(5)：40, 50-51.
2）Wakasugi M, Kazama JJ, Taniguchi M, et al. Increased risk of hip fracture among Japanese hemodialysis patients. *J Bone Miner Metab* 2013；31(3)：315-321.

11 シャントの狭窄・閉塞はエコーで確認する

シャント音やスリルだけでは正常・異常は判別できない

透析患者の約9割は自己血管内シャントを使用しており、非生理的血流による影響などで狭窄や閉塞の合併症が起こります。透析患者にとってシャントは命綱であり、その状態には個人差や経時的変化があるので、視覚・聴覚・触覚を駆使した毎日のモニタリングは欠かせません。しかしながら、シャント音は聴取される範囲が個人によって異なり、1か所だけを聴いていても正常か異常かの判断がつきません[1]。吻合部以外でスリル（血管の振動）を触知する場合は、狭窄が疑われます[2]。

シャント閉塞の原因の多くは狭窄（図1）です[3]。**①**狭窄の状況によって臨床症状が異なり、閉塞してはじめて狭窄の存在に気づくこともあります。**狭窄の診断は、超音波（エコー）検査や血管造影法が確実で絶対的な診断方法です**（図2）[3]。**②**日々の観察で異常があった場合や、定期的にエコーにて狭窄部位の確認・血流量測定を行うことでシャント機能評価を行うことが必要です。

（川原佳代）

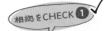

根拠をCHECK **①**

日本透析医学会：慢性血液透析用バスキュラーアクセスの作製および修復に関するガイドライン（2011）

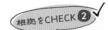

根拠をCHECK **②**

特にエコーは、侵襲が少なく簡便に使用でき、血流量によるサーベイランスを行うことによって、血栓閉塞のリスクが低下する[4]。

図1　シャント狭窄のイメージ

▶視診上は狭窄を認めない場合でも、エコーでは狭窄部がわかる

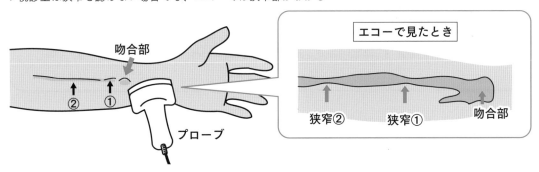

図2　バスキュラーアクセス（VA）*機能モニタリング・サーベイランスのフロー図

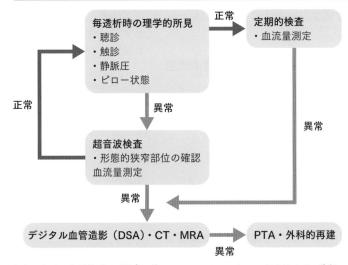

▶VA：バスキュラーアクセス、内シャント（自己血管、人工血管）、動脈表在化、留置型カテーテル

▶DSA：digital subtraction angiography、デジタル・サブトラクション血管造影（血管造影の画像から前の画像を差し引いた画像をコンピュータで作成する手法）

▶PTA：percutaneous transluminal angioplasty、経皮経管的血管形成術

久木田和丘，大平整爾，天野泉，他：バスキュラーアクセスガイドライン改訂・ワーキンググループ委員会：2011年版 社団法人日本透析医学会「慢性血液透析用バスキュラーアクセスの作製および修復に関するガイドライン」．日透析医学会誌 2011；44：889．より転載

❼

外来

文献

1）辻井しず：きく（聴診）．透析ケア 2014；20(6)：14-16.

2）菊地実：技術講座 生理 超音波検査を用いたバスキュラーアクセスサーベイランス．検査と技術 2020；48(6)：578-585.

3）久木田和丘，大平整爾，天野泉，他：バスキュラーアクセスガイドライン改訂・ワーキンググループ委員会：2011年版 社団法人日本透析医学会「慢性血液透析用バスキュラーアクセスの作製および修復に関するガイドライン」．日透析医学会誌 2011；44：855-937.

4）Tonelli M, James M, Wiebe N, et al. Ultrasound monitoring to detect access stenosis in hemodialysis patients: a systematic review. *Am J Kidney Dis* 2008；51(4)：630-640.

5）春口洋昭：実践シャントエコー 第1版第4刷．医歯薬出版，東京，2013：8.

12 近年の結核は若年、外国出生の罹患に注意する

> ## 症状出現から受診、診断までのスピードが重要

日本において、2019年に新たに結核として登録された患者の数（新登録結核患者数）❶は14,460人であり、前年より7.2％減少と報告されています[1]。

外国生まれの患者数は全体の10％❷で、特に**20～29歳の新登録患者における外国生まれの割合は70％であり多くを占めていることが特徴**です。そのほか、糖尿病や腎不全、HIV感染・AIDS、免疫抑制薬を使用している患者に、結核の発症がみられることもあるとされています[1]。

日本では、過去には結核早期発見のための集団検診がされていましたが、現在は結核の減少に伴い、症状がある患者が医療機関受診の際に発見されることが多いようです。そのため症状出現から受診までの期間、受診から診断までの期間をできるだけ短くし、患者が結核菌を周囲に飛散させる期間を短くすることが重要とされています[2]。

結核が疑われる症状として、2週間以上続く咳嗽などの呼吸症状のほか、持続する発熱、盗汗、全身倦怠感などが挙げられます[2]。結核は空気感染により伝播するため、結核が疑われる患者に対して、体調のほか、家族や知人、密閉した場所での集会などで人との接触がないか、既往や免疫抑制薬使用の有無など確認が必要です。看護師は、勤務先の感染対策ルールを理解し、感染予防行動を十分に習得したうえで、発症が疑われる際の早期発見、早期対応治療を念頭に対応することが重要です。

（逢阪美里）

根拠をCHECK ❶

厚生労働省：2019年 結核登録者情報調査年報集計結果（2020）

根拠をCHECK ❷

年齢別で全体に占める割合で最も多いのは80～89歳が28.1％で最多、90歳以上は13.6％で増加傾向[1]。

文献
1）厚生労働省ホームページ：2019年 結核登録者情報調査年報集計結果について．
　https://www.mhlw.go.jp/content/10900000/000661460.pdf（2022.9.10. アクセス）
2）日本結核・非結核性抗酸菌症学会教育・用語委員会：結核症の基礎知識 改訂第5版．2021．
　https://www.kekkaku.gr.jp/medical_staff/（2022.9.10. アクセス）
3）東京都福祉保健局：医療機関における結核対策の手引き．2021．https://www.fukushihoken.metro.tokyo.lg.jp/iryo/kansen/kekkaku/reiwa2iinkai.files/02_tebiki_1kisotisiki.pdf（2022.9.10. アクセス）

外来 13 NSAIDs で胃の調子が悪くなるのはプロスタグランジンが影響している

> ### 長期服用している患者では
> ### 上腹部痛に注意する

　アスピリンやイブプロフェンなどの非ステロイド抗炎症薬（non-steroidal anti-inflammatory drugs：NSAIDs）はステロイド以外の抗炎症作用、鎮痛作用、解熱作用を有する薬物の総称であり、医療機関からの処方薬だけでなく、市販されている解熱鎮痛薬や総合感冒薬にも含まれています。この NSAIDs を使用している患者から「胃の調子がよくない」という訴えを聞くことが多くあります。

　体内の炎症がある部位では、シクロオキシゲナーゼ（cyclooxygenase：COX）を介し痛みや発熱の原因となるプロスタグランジンが産生されます。NSAIDs はこの COX を阻害し、プロスタグランジンの生成を抑制することで解熱や鎮痛効果が得られるとされます。しかし COX の一部は生体で胃粘膜保護作用があるため、NSAIDs による副作用で胃粘膜障害が起こる可能性があります。

　慢性関節リウマチなどにより身体の痛みがあり、長期間 NSAIDs を内服している患者もいますが、鎮痛効果が得られるため胃の不快感に気づかず、消化管出血ではじめて薬剤性の消化性潰瘍がみつかる場合があることも考えなくてはいけません。日本における消化性潰瘍の患者の原因として、以前はヘリコバクターピロリ菌感染が原因によるものが多かったところ、**最近では NSAIDs による薬剤性の消化性潰瘍が増えています**[1][2] **①**。長期に NSAIDs を内服中の場合は、潰瘍が出現する可能性を念頭に上腹部痛の有無を確認するなどの注意が必要です。

（逢阪美里）

根拠をCHECK ❶

日本消化器病学会：消化性潰瘍診療ガイドライン（2020）

文献

1）Nakayama M, Iwakiri R, Hara M, et al. Low-dose aspirin is a prominent cause of bleeding ulcers in patients who underwent emergency endoscopy. *J Gastroenterol* 2009；44(9)：912-918.
2）日本消化器病学会編：消化性潰瘍診療ガイドライン 2020 改訂第 3 版. 南江堂, 東京, 2020.

外来

14 ICI治療中の患者が「だるい」と訴えたらirAEを疑う

> ### 「がん治療中は仕方ない症状だから」と経過観察しない

　がん薬物療法で使用される免疫チェックポイント阻害薬（immune checkpoint inhibitor：ICI）は、近年日本の臨床でよく使用されています。適応となるがん種は拡大し、またICIを複数併用する、殺細胞性抗がん薬と併用するなど、さまざまな治療方法が確立されたことにより、ICIを含む治療の管理は複雑化しています。そのため、治療による有害事象を適切に管理し、治療効果の最大化を図ることが、日々の生活を送る患者・家族のサポートの第一歩であると考えます。

　ICIによる有害事象は殺細胞性抗がん薬とは異なり、**免疫関連有害事象（immune-related adverse events：irAE）が特徴**です。**irAE❶の初期症状は"だるさ"として現れることも多く、下垂体機能低下が重症化すると副腎クリーゼが起き、ショックに至る場合もある**ため注意が必要です。

　ICIを受ける患者がだるさを訴えている場合は、症状がいつからか、日常の活動にどの程度支障があるか問診し、患者の診療科に連絡して対応を確認することが重要です。早期に症状を発見し適切な対応を行うことで、有害事象の重篤化を防ぐことができます。がん患者が「だるい」と訴える際に、何が原因かアセスメントできるよう、治療内容、有害事象について前もって知識を深めることが必要です。

（逢阪美里）

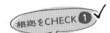

根拠をCHECK❶

例えば、ペムブロリズマブ（キイトルーダ®）を使用中のirAEでは、甲状腺機能障害14.4％、下垂体機能障害0.8％、副腎機能障害0.7％が報告されている[1]。

文献

1）MSD Connect ホームページ：キイトルーダ® 適正使用ガイド．2022．
　https://www.msdconnect.jp/static/mcijapan/images/properuse_guide_keytruda.pdf（2022.9.10. アクセス）
2）日本臨床腫瘍学会編：がん免疫療法ガイドライン 第2版．金原出版，東京，2019．

外来

15 妊娠中のがん治療は抗がん薬投与を慎重に行う

> ## 母体と胎児を守りながら、がん治療を支える

日本におけるがん罹患者数は増加傾向で、**妊娠中にがんと診断される患者数も増加傾向にある❶**とされています[1]。妊娠中のがんとして乳がん、子宮頸がん、血液腫瘍などがあり、この背景には、晩婚化、晩産化（出産年齢の高齢化）があるといわれ[1]、妊娠中であってもがんに対する注意が必要です。

妊娠期にがんと診断されることは患者・家族にとって衝撃であるだけでなく、医療者側にとっても、がん治療が母子に影響を及ぼすのではないかという強い懸念をもたらします。妊娠中にがんと診断されたことで、患者は治療選択と妊娠の継続について非常に難しい意思決定を迫られます。実際に妊娠を断念してがん治療を行うケースもあり、妊娠中のがん患者の置かれる個々の状況を考え、慎重に支援することが必要でしょう。

妊娠中のがん治療の原則は、母親に対し最善のがん治療を行いつつ、胎児への不利益を最小限にすることであるとされています。妊娠中のがんに対して手術、がん薬物療法、放射線療法は可能であるとされていますが、特に**がん薬物療法は母体と胎児に有害事象が出現する可能性があるため、慎重に投与管理を行う❷**ことが推奨されています[1]。

妊娠中にがんと診断された患者と家族、胎児の健康を守るため、妊娠期のがんの検査や治療について知識をもち、社会的・精神的サポートに努める必要があります。

（逢阪美里）

根拠をCHECK❶

日本における妊娠中のがんの発症は、妊婦1,000人中1人ほどとされる。

根拠をCHECK❷

下記のような治療管理が必要とされている[1]
・がん薬物療法は胎児の器官形成期が終了した妊娠中期から開始する
・有害事象による母子の骨髄抑制が生じるため、分娩前に抗がん薬投与を避ける。

7
外来

文献
1）北野敦子, 塩田恭子, 村島温子, 他編：妊娠期がん診療ガイドブック. 南山堂, 東京, 2018.
2）Kobayashi Y, Tabata T, Omori M, et al. A Japanese survey of malignant disease in pregnancy. *Int J Clin Oncol* 2019；24(3)：328-333.

外来

16 がん遺伝子検査の希望があれば遺伝カウンセリングにつなげる

> ## がんの診断・治療に遺伝情報が活用され始めている

　ヒトの遺伝子解析技術の発展に伴い、遺伝情報が解明され、がんの診断や治療に活かされるようになってきました。がん患者の5～10％は遺伝性腫瘍といわれますが、がんの遺伝カウンセリングでは、遺伝医療を専門とする部門（遺伝子診療部、遺伝専門外来など）が遺伝に関するさまざまな課題を抱える人びとを支援するため、遺伝専門医、看護師、遺伝カウンセラーなどの多職種チームで支援を行っています。遺伝カウンセリングは、**がんと遺伝に関する情報提供、リスクアセスメントのための家族歴の聴取、遺伝子診断を活用することについて相談を通して患者の意思決定を支援していくプロセス**です。ガイドライン[1] ❶では「当該疾患の診療経験が豊富な医師と遺伝カウンセリングに習熟した者が協力しチーム医療として実施することが望ましい」としています。

　がん患者では、若い年代でがんを発症している、複数のがんを発症した、血縁者にがんと診断された人が複数いることなどで、遺伝子検査を医師から提案されるケース、または患者自身が検査を希望する場合もあります。自分の病気は遺伝性ではないかと心配する人に対して、それぞれの悩みやニーズに耳を傾け、専門の遺伝カウンセリングを紹介するなどの支援が必要となります。そのために、日々進歩するがん治療のなかで、どのような遺伝子検査が行われて診療に活かされているのか理解を深めなくてはなりません。また、遺伝子検査を受けることや結果を聞くことで、患者やその家族はどのような心境にあるのかに関心をもち、ケアにあたる意識も必要です。

（逢阪美里）

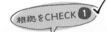

根拠をCHECK ❶

日本医学会：医療における遺伝学的検査・診断に関するガイドライン（2011）

文献

1）日本医学会：医療における遺伝学的検査・診断に関するガイドライン．2011.
　　https://jams.med.or.jp/guideline/genetics-diagnosis.pdf（2022.9.10. アクセス）
2）文部科学省・厚生労働省・経済産業省：ヒトゲノム・遺伝子解析研究に関する倫理指針．2014.
　　http://www.mhlw.go.jp/file/06-Seisakujouhou-10600000-Daijinkanboukouseikagakuka/sisin1.pdf（2022.9.10. アクセス）

Part 8

在宅看護

　在宅医療において、看護師は健康維持・悪化防止から緊急時対応、看取りと、さまざまなケアの直接的な担い手であると同時に、地域の多職種連携におけるマネジメントを行う役割も担っています。Part 8 では、医学的なエビデンスのみならず、行政が作成しているマニュアルや指針を根拠として、在宅医療に携わる看護師が在宅療養生活支援のために知っておきたい項目を解説しています。

　在宅医療の世界にはじめて足を踏み入れると、病院内とは異なる薬剤管理や与薬方法、家族や介護職員へのケアに関する指導、各家庭の災害対策計画立案など、在宅ならではの看護にとまどいを覚えることもあるかもしれません。根拠に基づいたケアを知ることで不安や迷いを解消し、生活全体を支える看護を実践していきましょう。

Part 8

在宅

1 自宅や介護施設では医療用麻薬の保管・管理に金庫を使う必要はない

> ### 患者の生活状況に合わせた取り扱いを支援する

　在宅および外来治療では、患者あるいは家族が服薬・薬剤管理をします。また、介護施設利用中など、状況により患者以外の人が薬剤に触れたり、管理に携わったりする可能性もあります。医療者は**病院内とは異なる医療用麻薬の取り扱い方法を理解したうえで、適切な疼痛管理が行われるよう、患者の生活状況に合わせて支援する**必要があります。

　厚生労働省から出されているガイダンス[1]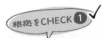やマニュアル[2]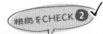から、在宅での取り扱い方法でおさえておきたいポイントを表1に示します。

（沖村愛子）

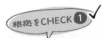
根拠をCHECK ❶
厚生労働省：医療用麻薬適正使用ガイダンス（2017）[1]

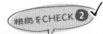
根拠をCHECK ❷
厚生労働省：病院・診療所における麻薬管理マニュアル（2011）[2]

表1　在宅での医療用麻薬の取り扱い方法でおさえておきたいポイント

ポイント	取り扱い方法
医療用麻薬を受け取れる人	▶処方箋を受け取った患者や家族が受領することが困難な場合、患者・家族の依頼を受けた看護師・介護にあたるホームヘルパー、ボランティアなどは、受け取ることができる ▶看護師が運搬する際には、身分証明書、麻薬施用者が患者に交付した麻薬であることを証明する書類もしくは指示書を携帯する必要がある
自宅での保管の留意点	▶他者に転用しない：医学的に危険であるばかりでなく、**譲り渡した患者自身が麻薬取締法違反になるため、絶対に他者に転用しない**よう指導する ▶使用済みの貼付剤も含めて、小児やペットが誤食しないよう安全な場所に保管する
残薬の処理方法	▶使用しなかった麻薬は、処方箋を交付した医療機関または薬剤を受領した薬局に返却するように指導する
自宅での貼付剤の廃棄方法	▶**使用済みの貼付剤については、家庭ごみ（可燃ごみ）として廃棄することが可能である**。ただし、医療機関や自治体により方針が異なるため、処方した医師に廃棄方法を確認する必要がある
介護施設などでの管理方法	▶介護施設（医師の配置義務がない）などの自宅以外の場所でも、保管・管理は基本的に自宅と同様で、金庫を用いる必要はない ▶紛失時は、処方した医療機関または薬局に介護施設から連絡し、指示を仰ぐよう説明する

厚生労働省の資料[1]〜[3]を参考に作成

文献

1）厚生労働省：医療用麻薬適正使用ガイダンス - がん疼痛及び慢性疼痛治療における医療用麻薬の使用と管理のガイダンス -. 2017.
　https://www.mhlw.go.jp/bunya/iyakuhin/yakubuturanyou/other/iryo_tekisei_guide.html（2022.9.10. アクセス）
2）厚生労働省：病院・診療所における麻薬管理マニュアル. 2011.
　https://www.mhlw.go.jp/bunya/iyakuhin/yakubuturanyou/kanren-tuchi/mayaku/dl/H23-3.pdf（2022.9.10. アクセス）
3）厚生労働省：在宅医療における看護婦の麻薬の取扱について（照会）. 2000.
　https://www.mhlw.go.jp/web/t_doc?dataId=00tb3897&dataType=1&pageNo=1（2022.9.10. アクセス）

2 在宅人工呼吸器装着患者には災害時個別支援計画を策定する

▶ 訪問看護では災害に備えた支援が必要

　人工呼吸器などを常用する医療依存度の高い重症難病患者に対して、行政から委託を受け、訪問看護師が中心となって災害時の避難支援計画書を作成します。❶ **この支援計画は、安全な場所への避難だけではなく、医療の継続につながるものであることが必要**です[1]。個別計画策定に必要な患者情報として表1に示す内容が挙げられます。

1. 在宅人工呼吸器の停電対策

　災害時は災害の程度、移動の危険性、家屋の損壊の程度などによって、ライフライン復旧までの7日間程度の在宅避難も想定した対策が求められます。特に、**停電への対策は重要であり、非常用電源の確保の必要性を啓発する必要があります。**

　現在使用されている、在宅人工呼吸器のほとんどの機種はバッテリーで作動可能ですが、内蔵および専用の外部バッテリーでの作動時間は機種ごとに異なります（表2）。患者、家族が適切な使用時間を理解しておくことが重要です。

　また、外部バッテリーは常に人工呼吸器につないでおくタイプと、停電時につなぐタイプがあります。後者については、接続方法を理解しておきましょう。医療機関から供給される外部バッテリーは保証期間内（約2年）に交換が行われます。外部バッテリーは交換時期を超過して使用すると、劣化により保証された使用時間より早く消耗するため注意が必要です。

　非常用電源を購入する場合、医療用として販売されていないものは、電気の出力波形の違いから人工呼吸器が正常に作動しないことがあります。発電機などを準備する際は、主治医や呼吸器メーカー各社に確認しましょう。購入費用の公的支援が受けられる地域もあるため、❷看護師は情報提供できるよう備えましょう。

根拠をCHECK ❶

「難病患者の地域支援体制に関する研究」班：災害時難病患者個別支援計画を策定するための指針改訂版（2017）

在宅人工呼吸器使用者非常用電源整備事業を実施している自治体では、購入費用について公的支援が受けられる地域があり、市町村障がい福祉関係の課で問い合わせが可能。

2. 災害に備えた訓練の実施

　災害発生後の被災リスクを軽減するには、普段からの備えが欠かせません。災害への備えの認識に関する研究[2] 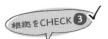では、**災害対策としての備蓄と訓練を実施している人のほうが、実施していない人よりも災害への備えに対する認識が高かった**と報告されています。

　看護師は、各家庭の緊急時必要物品の位置や個数確認、点検を行うとともに、実際の機器を使って、介護者の使用方法の習得や手技確認をするといった、災害対策訓練の機会をつくるようマネジメントすることが有用です。

（沖村愛子）

根拠をCHECK ③ ✓

東日本大震災発生時に最大震度5弱以上を観測した地域の呼吸器使用児の母親を対象とした調査[2]。

表1　避難行動要支援者個別計画を策定するために必要とされる難病患者情報

▶患者氏名、性別、年齢、居住地、家族と主たる介護者
▶疾患名、要介護度、身体障害者手帳
▶移動の状況、栄養摂取方法、コミュニケーション方法
▶必要な治療薬や医薬品の確保状況
▶必要な医療機器と電源の確保（**人工呼吸器**、在宅酸素、**吸引器**など）
▶災害時の共助による介護者の確保状況

難病情報センターホームページ：災害時難病患者個別支援計画を策定するための指針（改訂版）. 2017.
https://www.nanbyou.or.jp/wp-content/uploads/upload_files/saigai.kaitei.pdf（2022.9.10. アクセス）より引用

表2　TPPV／NPPV併用機器のバッテリー作動時間

	クリーンエア ASATRAL	monnal T50	Vivo50	PB・560	Newport HT70	Trilogy
電源方式	AC/DC/ 内部					
内部バッテリー	8時間	5時間	4時間	11時間	30分	3時間
外部バッテリー	8時間	8時間	8時間	11時間	10時間	3時間

難病情報センターホームページ：災害時難病患者個別支援計画を策定するための指針（改訂版）. 2017.
https://www.nanbyou.or.jp/wp-content/uploads/upload_files/saigai.kaitei.pdf（2022.9.10. アクセス）より引用

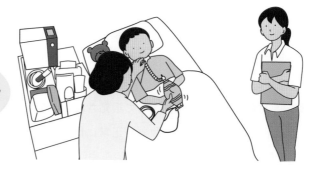

実際の機器を使って、介護者の使用方法の習得や手技確認をする

文献

1）難病情報センターホームページ：災害時難病患者個別支援計画を策定するための指針（改訂版）. 2017.
　https://www.nanbyou.or.jp/wp-content/uploads/upload_files/saigai.kaitei.pdf（2022.9.10. アクセス）
2）橋浦里実，廣瀬幸美，佐藤朝美：住宅人工呼吸器使用児の母親の災害における備えの認識の実態と関連要因. 日災害看護会誌
　2019；21(2)：41-53.

3 「噛めなくなってきた＝きざみ食」は意外と危ない

きざみ食は嚥下食には適さない

食事を摂ることは、食べ物が口から胃まで運ばれる一連の流れ（表1）によって成り立っています。

「きざみ食」は嚥下食[1]には適さないといった知識は徐々に認識されつつありますが、病院、施設や在宅においてもまだ定着せずに「噛めなくなってきた＝きざみ食」というように食形態の選択肢として使用されているのが現状です。

しかし、嚥下調整食分類2021[2]において、きざみ食という嚥下調整食の記載はなく（図1）、**嚥下機能障害のある人へは推奨されません。** きざみ食は噛む機能を補完する食形態であり、摂食嚥下の5期でいう「準備期」「口腔期」や「咽頭期」に問題を抱える摂食嚥下機能の低下している人や高齢者にとっては、**口腔内でバラバラになり食塊を形成しにくい食形態**といえます。そして、口のなかや咽頭部に残った食べ物を誤嚥するリスクも高まる食形態であり、嚥下食には適していないのです。さらに、衛生面においても安全性が危ぶまれてしまいます。[3]

もし、食材をきざんで提供するのであれば、やわらかく、舌でつぶせる程度まで調理することが大切です。そして、まとまりやすいように片栗粉や増粘剤を使用して、あんかけにするなどの工夫が必要です。

（青木奈々）

根拠をCHECK❶
嚥下機能に合わせた食事のこと。嚥下訓練に使用される嚥下訓練食品も含まれる。

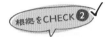
根拠をCHECK❷
日本摂食嚥下リハビリテーション学会：日本摂食嚥下リハビリテーション学会嚥下調整食分類2021（2021）

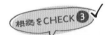
根拠をCHECK❸
細かく刻まれることによって食材や調理器具などに付着した細菌が広がるため。

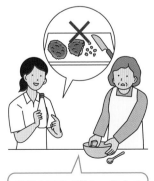
調理の工夫が難しい場合でも、マヨネーズやオイルで和えるなど、対象に応じて可能な方法を探る

表1　摂食嚥下の5期

ステージ	内容
先行期	食物を目で見て、鼻でにおいをかぎ、食具で口へと運び捕食するまで
準備期	捕食した食物を咀嚼し食塊形成して嚥下しやすい状態にするまで
口腔期	嚥下が開始されて食塊を咽頭へと送り込むまで
咽頭期	咽頭へと到達した食塊を食道へと送り込むまで
食道期	食塊が食道蠕動によって胃へと運ばれるまで

松尾浩一郎：5期モデル．才藤栄一，植田耕一郎監修，出江紳一，鎌倉やよい，熊倉勇美，他編，摂食嚥下リハビリテーション 第3版，医歯薬出版，東京，2016：96．より引用

8

在宅

図1　学会分類 2021（食事）早見表

コード【I-8項】		名称	形態	目的・特色	主食の例	必要な咀嚼能力	他の分類との対応
0	j	嚥下調整食品 0j	均質で、付着性・凝集性・かたさに配慮したゼリー 離水が少なく、スライス状にすくうことが可能なもの	重度の症例に対する評価・訓練用 少量をすくってそのまま丸呑み可能 残留した場合にも吸引が容易 たんぱく質含有量が少ない		（若干の送り込み能力）	嚥下食ピラミッドL0 えん下困難者用食品許可基準I
	t	嚥下調整食品 0t	均質で、付着性・凝集性・かたさに配慮したとろみ水 （原則的には、中間のとろみあるいは濃いとろみ*のどちらかが適している）	重度の症例に対する評価・訓練用 少量ずつ飲むことを想定 ゼリー丸呑みで誤嚥したりゼリーが口中で溶けてしまう場合 たんぱく質含有量が少ない		（若干の送り込み能力）	嚥下食ピラミッドL3の一部 （とろみ水）
1	J	嚥下調整食 1j	均質で、付着性、凝集性、かたさ、離水に配慮したゼリー・プリン・ムース状のもの	口腔外で既に適切な食塊状となっている（少量をすくってそのまま丸呑み可能） 送り込む際に多少意識して口蓋に舌を押しつける必要がある 0jに比し表面のざらつきあり	おもゆゼリー、ミキサー粥のゼリー　など	（若干の食塊保持と送り込み能力）	嚥下食ピラミッド L1・L2 えん下困難者用食品許可基準II UDF区分　かまなくてもよい（ゼリー状） （UDF：ユニバーサルデザインフード）
2	1	嚥下調整食 2-1	ピューレ・ペースト・ミキサー食など、均質でなめらかで、べたつかず、まとまりやすいもの スプーンですくって食べることが可能なもの	口腔内の簡単な操作で食塊状となるもの（咽頭では残留、誤嚥をしにくいように配慮したもの）	粒がなく、付着性の低いペースト状のおもゆや粥	（下顎と舌の運動による食塊形成能力および食塊保持能力）	嚥下食ピラミッドL3 えん下困難者用食品許可基準III UDF区分　かまなくてもよい
	2	嚥下調整食 2-2	ピューレ・ペースト・ミキサー食などで、べたつかず、まとまりやすいもので不均質なものも含む スプーンですくって食べることが可能なもの		やや不均質（粒がある）でもやわらかく、離水もなく付着性も低い粥類	（下顎と舌の運動による食塊形成能力および食塊保持能力）	嚥下食ピラミッドL3 えん下困難者用食品許可基準III UDF区分　かまなくてもよい
3		嚥下調整食 3	形はあるが、押しつぶしが容易、食塊形成や移送が容易、咽頭でばらけず嚥下しやすいように配慮されたもの 多量の離水がない	舌と口蓋間で押しつぶしが可能なもの 押しつぶしや送り込みの口腔操作を要し（あるいはそれらの機能を賦活し）、かつ誤嚥のリスク軽減に配慮がなされているもの	離水に配慮した粥　など	舌と口蓋間の押しつぶし能力以上	嚥下食ピラミッドL4 UDF区分　舌でつぶせる
4		嚥下調整食 4	かたさ・ばらけやすさ・貼りつきやすさなどのないもの 箸やスプーンで切れるやわらかさ	誤嚥と窒息のリスクを配慮して素材と調理方法を選んだもの 歯がなくても対応可能だが、上下の歯槽提間で押しつぶすあるいはすりつぶすことが必要で舌と口蓋間で押しつぶすことは困難	軟飯・全粥など	上下の歯槽提間の押しつぶし能力以上	嚥下食ピラミッドL4 UDF区分　舌でつぶせる　および UDF区分　歯ぐきでつぶせる　および UDF区分　容易にかめるの一部

学会分類 2021 は、概説・総論、学会分類 2021（食事）、学会分類 2021（とろみ）から成り、それぞれの分類には早見表を作成した
本表は学会分類 2021（食事）の早見表である。本表を使用するにあたっては必ず「嚥下調整食学会分類 2021」の本文を熟読されたい
＊上記 0t の「中間のとろみ・濃いとろみ」については、学会分類 2021（とろみ）を参照されたい。
本表に該当する食事において、汁物を含む水分には原則とろみを付ける
ただし、個別に水分の嚥下評価を行ってとろみ付けが不要と判断された場合には、その原則は解除できる
他の分類との対応については、学会分類 2021 との整合性や相互の対応が完全に一致するわけではない

日本摂食嚥下リハビリテーション学会嚥下調整食委員会：日本摂食嚥下リハビリテーション学会嚥下調整食分類 2021．日摂食嚥下リハ会誌 2021；25(2)：139．より転載

文献

1）才藤栄一，植田耕一郎監修，出江紳一，鎌倉やよい，熊倉勇美，他編：摂食嚥下リハビリテーション 第3版．医歯薬出版，東京，2016．
2）日本摂食嚥下リハビリテーション学会嚥下調整食委員会：日本摂食嚥下リハビリテーション学会嚥下調整食分類 2021．日摂食嚥下リハ会誌 2021；25(2)：135-149．

4 とろみは「濃いほど、よい」というわけではない

濃すぎるとろみは誤嚥や窒息のリスクになる

　とろみ調整食品（増粘剤＝とろみ剤）は、飲食物の咽頭通過速度を調整することで、誤嚥のリスクを低減させる目的で使用されます。口腔機能や摂食嚥下障害のある人にとって、水のようにさらさらした液体はすばやく喉に流れていってしまうため、誤嚥しやすいのですが、とろみのついた液体は、速度がゆるやかになるため、嚥下反射が遅い人でも比較的安全に飲み込むことができます。しかし、**濃すぎるとろみはべたつき硬くなるため、かえって飲みにくく、咽頭部へ残留し誤嚥や窒息のリスクが高まります。**

　最近では、とろみ調整食品が多種市販されるようになりました。その主原料はデンプン系、グアーガム系、キサンタンガム系の３タイプに分類され、牛乳や濃厚流動食へのとろみ付けに適するカラギーナン系なども販売されています。単にとろみがつけばよいというのではなく、商品の特徴などを知り、適切な濃度で安全に飲み込みがしやすい性状に調節することが重要です（表１、図１）[1]。❶

　嚥下調整食分類2021（とろみ）（表２）[2] ❷では、「薄いとろみ」「中間のとろみ」「濃いとろみ」の３段階に分けて、それぞれ解説がされており、粘度についても参考値が表示されています。こちらの３段階の分類を使用して誰がつくっても同じ濃度❸となるように、また安全においしく提供できるようにつくりましょう。

離水するゼリーは誤嚥に注意

　嚥下障害者に対して、とろみ付きの水分ばかりでなく、ゼリーを選択する場面もありますが、市販のゼリー飲料についてはその人に合うかどうかの検討が必要です。

　なぜなら、一般消費者向けに販売されているゼリー飲料には離水

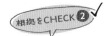

根拠をCHECK ❶

とろみのついた液体は腹部膨満感を誘発したり、さっぱり感がないなど「まずい」と嫌がられることがある。それにより、摂取量が少なくなったりする場合が多いとの報告もあるため、正しいとろみ調整食品を使用し、適度なとろみをつけることが大切[2]。

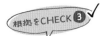

根拠をCHECK ❷

日本摂食嚥下リハビリテーション学会：嚥下調整食分類（2021）

根拠をCHECK ❸

とろみの濃度については、ドレッシング状やとんかつソース状などさまざまな表現で情報共有されている現状があり、用意する人によって誤差が生じてしまうため、適切な濃度で作成されにくい状況がある。

8

在宅

量が多いものや離水した液体がさらさらとしすぎるものが含まれているからです。❹

（青木奈々）

根拠をCHECK❹✓

離水（カップゼリーなどの蓋を開けて傾けたときに水っぽいものが出てくる）の原因には、ゲル化濃度、温度、形態などが影響する。パウチをよく揉んでから使用したり、器に出して液体部分は捨ててから使用するなど注意が必要。

表1　とろみ調整食品に求められる点

誤嚥リスクの低減に対して	▶付着性（べたつき）が小さい ▶凝集性（まとまり感）が高い ▶とろみの経時変化が小さい
食品として	▶食べ物・飲み物の味や風味、外観を損なわない ▶食べ物・飲み物の種類・温度にかかわらず、安定してとろみを発現する ▶安価である
操作性	▶スプーンやフォーク、泡立て器などによる撹拌で、容易に溶解し、ダマにならない ▶加熱の必要がない ▶短時間でとろみを発現する

小城明子：とろみ調整食品の分類. 才藤栄一, 植田耕一郎監修, 出江紳一, 鎌倉やよい, 熊倉勇美, 他編, 摂食嚥下リハビリテーション 第3版, 医歯薬出版, 東京, 2016：281. より引用

図1　とろみのつけ方

▶混ぜながらとろみの加減をみるのではなく、必要量を加えたら**十分に混ぜて一定時間を置いてから**、とろみの程度が適切かどうか判断する
▶飲食物の温度、含まれている糖、酸、タンパク質成分なども影響する

とろみが薄いからといって、とろみ剤を多量に使ってしまい、時間が経ってから硬くなっていた経験はないですか？

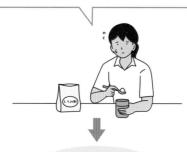

↓

使用する商品の説明をよく読んでつくる！

とろみのつけ方のコツ　〜あせらずゆっくり〜

▶必要最小限につける：液体をよく混ぜながらとろみ剤を加え、ダマができたら取り除く
▶いつも同じに仕上げる：同じ器やスプーンを使用する
▶仕上がる時間を待つ：安定するまで待って、とろみの様子を確認する

とろみを濃くしたいときは、別の容器に濃いとろみをつけたものをつくり、それを加えて混ぜる

学会分類2021（とろみ）に基づく使用目安量一覧
（水100mLあたり）

商品名 ＼ 使用目安量（g）	薄いとろみ	中間のとろみ	濃いとろみ
トロミスマイル	0.6〜1.2	1.2〜2.0	2.0〜3.1
トロミパワースマイル	0.5〜1.0	1.0〜1.6	1.6〜2.4
トロミクリア	0.5〜1.1	1.1〜2.0	2.0〜2.9
トロミアップパーフェクト	0.5〜1.0	1.0〜1.7	1.7〜2.4
つるりんこQuickly	0.8〜1.6	1.6〜2.6	2.6〜3.3
トロミアップエース	0.5〜1.1	1.1〜2.0	2.0〜3.2
ソフティアS	0.7〜1.4	1.4〜2.3	2.3〜3.2
明治かんたんトロメイク	0.7〜1.5	1.5〜2.4	2.4〜3.5
新スルーキングi	0.6〜1.3	1.3〜2.2	2.2〜3.4
ネオハイトロミールR&E	0.6〜1.4	1.4〜2.2	2.2〜3.2
ネオハイトロミールIII	0.4〜0.8	0.8〜1.4	1.4〜2.1
トロメリンV	0.6〜0.9	0.9〜1.4	1.4〜1.9

ヘルシーフード栄養指導Navi. https://healthy-food-navi.jp/（2022.9.10. アクセス）. 西川明美：誤嚥防止ととろみの調整. エキスパートナース 2022；38(7)：46. より引用

表2　学会分類2021（とろみ）早見表

	段階1 薄いとろみ	段階2 中間のとろみ	段階3 濃いとろみ
英語表記	Mildly thick	Moderately thick	Extremely thick
性状の説明 （飲んだとき）	▶「drink」するという表現が適切なとろみの程度 ▶口に入れると口腔内に広がる液体の種類・味や温度によっては、とろみがついていることがあまり気にならない場合もある ▶飲み込む際に大きな力を要しない ▶ストローで容易に吸うことができる	▶明らかにとろみがあることを感じ、かつ「drink」するという表現が適切なとろみの程度 ▶口腔内での動態はゆっくりですぐには広がらない ▶舌の上でまとめやすい ▶ストローで吸うのは抵抗がある	▶明らかにとろみがついていて、まとまりがよい ▶送り込むのに力が必要 ▶スプーンで「eat」するという表現が適切なとろみの程度 ▶ストローで吸うことは困難
性状の説明 （見たとき）	▶スプーンを傾けるとすっと流れ落ちる ▶フォークの歯の間から素早く流れ落ちる ▶カップを傾け、流れ出た後には、うっすらと跡が残る程度の付着	▶スプーンを傾けるととろとろと流れる ▶フォークの歯の間からゆっくりと流れ落ちる ▶カップを傾け、流れ出た後には、全体にコーティングしたように付着	▶スプーンを傾けても、形状がある程度保たれ、流れにくい ▶フォークの歯の間から流れ出ない ▶カップを傾けても流れ出ない（ゆっくりと塊となって落ちる）
粘度（mPa·s）	50-150	150-300	300-500
LST値（mm）	36-43	32-36	30-32
シリンジ法による残留量（mL）	2.2-7.0	7.0-9.5	9.5-10.0

学会分類2021は、概説・総論、学会分類2021（食事）、学会分類2021（とろみ）から成り、それぞれの分類には早見表を作成した。本表は学会分類2021（とろみ）の早見表である。本表を使用するにあたっては必ず「嚥下調整食学会分類2021」の本文を熟読されたい

粘度：コーンプレート型回転粘度計を用い、測定温度20℃、ずり速度50s^{-1}における1分後の粘度測定結果

LST値：ラインスプレッドテスト用プラスチック測定板を用いて内径30mmの金属製リングに試料を20mL注入し、30秒後にリングを持ち上げ、30秒後に試料の広がり距離を6点測定し、その平均値をLST値とする

注1．LST値と粘度は完全には相関しない。そのため、特に境界値付近においては注意が必要である

注2．ニュートン流体ではLST値が高く出る傾向があるため注意が必要である

注3．10mLのシリンジ筒を用い、粘度測定したい液体を10mLまで入れ、10秒間自然落下させた後のシリンジ内の残留量である

日本摂食リハビリテーション学会嚥下調整食委員会：日本摂食嚥下リハビリテーション学会嚥下調整食分類2021．日摂食嚥下リハ会誌2021；25(2)：144．を改変して転載

文献

1）小城明子：とろみ調整食品の分類．才藤栄一，植田耕一郎監修，出江紳一，鎌倉やよい，熊倉勇美，他編，摂食嚥下リハビリテーション 第3版．医歯薬出版，東京，2016：281．

2）日本摂食リハビリテーション学会嚥下調整食委員会：日本摂食嚥下リハビリテーション学会嚥下調整食分類2021．日摂食嚥下リハ会誌2021；25(2)：135-149．

3）日本介護食品協議会：とろみ調整食品のとろみ表現に関する自主基準，「UDF」自主規格について．2011．
https://www.udf.jp/about_udf/section_05.html（2022.9.10.アクセス）

8

在宅

5 食べられなくなってきたとき、食形態の変更には注意が必要

食形態を変える前にできる支援がある

医療施設や高齢者施設、在宅において、「むせる」「食事の量が減ってきた」「食べにくくなってきた」などの状況から、食形態が変更されることがあります。しかし、適した食形態が選択されないと誤嚥や窒息、低栄養などのリスクを高めてしまいます。❶

1. 食形態が変わることのデメリット

噛むことでその食材の味を感じ、唾液と混ぜ合わせて飲み込むといった行為が、例えばむせるからといって細かく刻まれてしまうと口のなかでバラバラになり噛みにくいため、まとまりにくく誤嚥しやすくなります →p.181 。また、ペースト状になった食事はドロドロとしてのどに張りつき、嚥下しにくい場合があります →p.183 。水分を加えて調理するため量が増して、栄養が十分に摂れない恐れもあります。

このように、**食形態が変わることで誤嚥・窒息のリスクを生じたり、それまでの食感やおいしさを失い、さらに食べられなくなって低栄養を招く**ことがあります。加えて、調理の手間がかかるなど、メリットばかりではないことを理解しておく必要があります。

病院や施設、地域や在宅における食形態の分類はさまざまなものが使用されているのが現状です。食形態の分類については、嚥下調整食分類 2021（食事）[1] ❷においてコード 0 〜 4 の 5 段階が設定されています。ここでは形態の説明、目的・特色、主食の例、必要な咀嚼能力、他の分類との対応について解説されています。早見表 →p.182 も提示されているので、ぜひ参照してください。

2. 看護師の役割──多職種で支援すること

食事が摂れなくなってきたときは、食べ物が口から胃まで運ばれる流れ[2] →p.181 のなかで、どの部分に問題があるか評価することが大切です。そして、口腔内や食事の様子を観察して、食事をする

根拠をCHECK ❶

前項目 →p.183 を参照

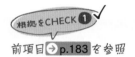

日本摂食嚥下リハビリテーション学会：嚥下調整食分類 2021（食事）（2021）[1]

環境、姿勢、食具、食べ方などの工夫や改善できることはないか、患者の強みは何かを評価して支援方法を考えていく必要があります。

KTバランスチャート（口から食べるバランスチャート、図1）[3]は、多職種で行う包括的支援スキルとしての評価に支援スキルを合わせたものです。介入前後の変化を多職種間で共有でき、QOLの維持・向上につなげることができるツールになっています。❸こうした**ツールを活用して、医療施設や福祉施設、在宅で包括的に食事支援へのアプローチを行う**ことが大切です。

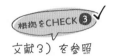

根拠をCHECK ❸ ✓
文献3）を参照

看護師は多職種と連携して、その人の機能に合う食事支援を考えて安全においしく食べること、そして栄養摂取のためにできることを継続していけるようにかかわります。それが、その人の生活や人生における楽しみにもつながるのです。

（青木奈々）

図1　KTバランスチャート

▶13項目の点数をレーダーチャートでグラフ化し、介入が必要な側面と良好な能力が可視化できるようになっている

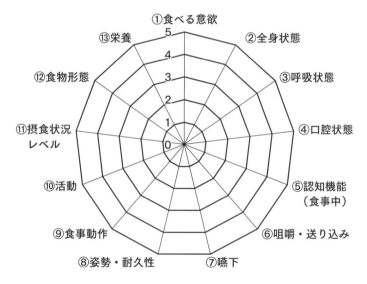

——— 初回評価時点数　——— 評価時点数　——— 評価時点数

評価方法

▶13項目それぞれを1〜5点でスコア化する（1点：かなり不良もしくは困難／2点：不良もしくは困難／3点：やや不良もしくは困難／4点：概ね良好／5点：かなり良好）

▶少なくとも2人以上で評価する。多職種で評価し、多面的でより客観的に対象者の全体像を把握できる

小山珠美編：口から食べる幸せをサポートする包括的スキル 第2版 -KTバランスチャートの活用と支援-．医学書院，東京，2017：12-92．医学書院：KTバランスチャート入力用ファイル第2版．より転載

文献
1）日本摂食リハビリテーション学会嚥下調整食委員会：日本摂食嚥下リハビリテーション学会嚥下調整食分類2021．日摂食嚥下リハ会誌 2021；25(2)：135-149．
2）才藤栄一，植田耕一郎監修，出江紳一，鎌倉やよい，熊倉勇美，他編：摂食嚥下リハビリテーション 第3版，医歯薬出版，東京，2016．
3）小山珠美編：口から食べる幸せをサポートする包括的スキル 第2版 -KTバランスチャートの活用と支援-．医学書院，東京，2017：12-92．

6 半固形化栄養剤の短時間注入法は十分な粘度・量を5〜15分で注入する

粘度・量・時間が違うとトラブルにつながる

　半固形化栄養剤の短時間注入法は、口から胃に至る過程で何らかの障害がある患者に対し、できるだけ生理的な状態で胃内へ食塊や栄養剤を入れる機能的バイパス術です[1]。塊状の栄養剤が急速に投与されることで胃壁の伸展が起こり（適応性弛緩）、胃の伸展受容体や神経反射を介して正常な消化管ホルモン分泌や胃の蠕動運動が惹起され、胃食道逆流が抑制されると考えられています（図1）[2]。

　そのためには**粘度、注入量、注入時間に注意して投与しなければなりません。**❶半固形化栄養剤は粘性摩擦力があり、胃内で滑ることがありません。低い粘度では十分な効果が得られないばかりでなくトラブルの原因となります。また、注入量を減らしたり注入時間を延長したりすると、胃の適応性弛緩が得られずにトラブルにつながります。

　在宅では病院とは違い、医療者以外の家族や介護職がケアを行う場面が多くあります。そして、一定の研修を終了した介護職が、個々の条件のもとで喀痰吸引や経管栄養を実施している現状があります。そのため医療者である看護師は、さまざまなニーズに合わせた細やかな指導を行う必要があるといえるでしょう。

（青木奈々）

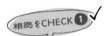

根拠をCHECK❶ ✓

十分な粘度（20,000cmP・秒）が必要であり、300〜500mLの量を5〜15分で注入する必要があるといわれている[1]。

図1　半固形化法の原理

▶短時間に十分な量の高粘度栄養剤が胃内に入ることにより、正常な胃の貯留能と排出能が発揮できる。この生理的な機序に着目して考案されたのが半固形化法である

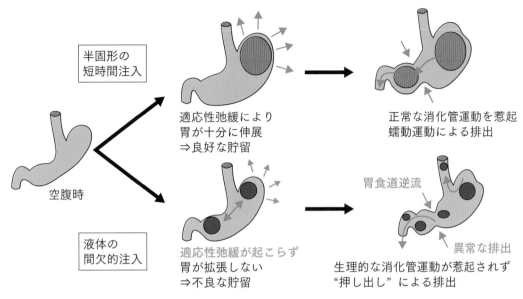

半固形の
短時間注入

空腹時

液体の
間欠的注入

適応性弛緩により
胃が十分に伸展
⇒良好な貯留

正常な消化管運動を惹起
蠕動運動による排出

適応性弛緩が起こらず
胃が拡張しない
⇒不良な貯留

胃食道逆流

異常な排出

生理的な消化管運動が惹起されず
"押し出し"による排出

合田文則：胃瘻からの半固形化栄養材短時間注入法. 才藤栄一, 植田耕一郎監修, 摂食嚥下リハビリテーション 第3版, 医歯薬出版, 東京, 2016：272. より引用

COLUMN

在宅の背景　～看護師の役割～

在宅では、それぞれの自宅の環境のなかで食事支援が行われています。入院生活から帰宅して、介護者が病院で指導された通りに食事支援を実践したつもりでも、むせながら食事をしていたり、食べる量が減って低栄養が進んでしまったり、介護者も困惑してしまうことがあります。そのようなとき、自宅では誰が調理するのか、どのような食形態が可能か、どのような環境にあるかなどを想定し、生活に適した指導内容になっているか見直してみましょう。看護師は在宅と病院との情報共有はもちろんですが、地域と連携しながら退院後の生活にそって、家族背景や介護力、生活環境などをふまえた指導を実践する必要があります。

在宅では、訪問看護やリハビリテーション、訪問診療のほか、歯科往診や訪問栄養士、訪問薬剤師などの多職種や地域のサービスを活用しながら、その人の暮らしを支えています。地域のサービスを知り、在宅と病院が連携しながら、最期までおいしく食べられるように食事支援を続けていけるとよいでしょう。

8
在宅

文献
1）才藤栄一, 植田耕一郎監修, 出江紳一, 鎌倉やよい, 熊倉勇美, 他編：摂食嚥下リハビリテーション 第3版. 医歯薬出版, 東京, 2016：272.
2）日本静脈経腸栄養学会編：静脈経腸栄養ガイドライン 第3版. 照林社, 東京, 2013.

7 ベッドの４点柵や つなぎの衣服の着用は 虐待にあたる

不適切な介護方法が虐待を招く

認知症高齢者の家族が徘徊などの周辺症状への対策として、転ぶと危ないので自分で降りられないようにベッドを柵（サイドレール）で囲む、おむつ外しを防ぐためにつなぎの衣服を着用させる、外に出ると危ないので部屋の外から鍵を閉めるなど、**行動を制限する行為は虐待とみなされます。**

家族は一生懸命に介護しようとしていても、介護の方法がわからない、自身の心身に余裕がないといった理由から不適切な介護方法になってしまうなど、結果的に虐待を招いてしまっていることがあります。その場合は身体拘束をせざるを得ない現状について聞き取り、状況を把握したうえで市町村に設置されている地域包括支援センターへ相談し改善を図りましょう。

緊急やむを得ず身体拘束を行う場合は、表1に示す**３要件をすべて満たす状態であることを関係機関などのチームで検討、確認し、その態様および時間、その際の利用者の心身の状況、緊急やむを得なかった理由を記録する**必要があります[1]。

虐待されている高齢者だけでなく、虐待する状態に追い込まれている養護者も支援していくことが必要です。**❶**

（馬場愛子）

根拠をCHECK **❶** ✓

2006年に施行された「高齢者虐待の防止、高齢者の養護者に対する支援等に関する法律（高齢者虐待防止法）」では、虐待の防止だけでなく「養護者の支援」が挙げられている[2]。

表1　緊急やむを得ない場合の３要件

切迫性	利用者本人または他の利用者などの生命または身体が危険にさらされる可能性が著しく高いこと
非代替性	身体拘束その他の行動制限を行う以外に代替する介護方法がないこと
一時性	身体拘束その他の行動制限が一時的なものであること

文献
1）厚生労働省「身体拘束ゼロ作戦推進会議」：身体拘束ゼロへの手引き，高齢者ケアに関するすべての人に．2001：24．
　https://www.fukushihoken.metro.tokyo.lg.jp/zaishien/gyakutai/torikumi/doc/zero_tebiki.pdf（2022.9.10. アクセス）
2）厚生労働省老健局：市町村・都道府県における高齢者虐待への対応と養護者支援について，平成30年3月改訂．
　https://www.mhlw.go.jp/file/06-Seisakujouhou-12300000-Roukenkyoku/0000200481.pdf（2022.9.10. アクセス）

在宅

8 難治性褥瘡治療ではクリティカルコロナイゼーションを見きわめる

褥瘡治療のためには、wound bed preparation（WBP、創面環境調整）を行うことが重要です[1]。Tissue：（壊死組織などの）活性のない組織、Inflammation/infection：炎症・感染、Moisture：湿潤環境、Edge of wound：創辺縁の治癒遅延やポケット、これらを適切な状態にすることで創傷治癒が促進します。

2020年、褥瘡経過評価ツールであるDESIGN-R®がDESIGN-R®2020に改訂されました。変更点は**深さ：d/D項目にDTI（深部損傷褥瘡疑い）**と、**炎症/感染：i/I項目に臨界的定着疑い**が追加されたことです（表1）[2][3]。**❶**

1. クリティカルコロナイゼーションとは

臨界的定着（critical colonization、**クリティカルコロナイゼーション**）は創面の細菌数が多くなり、創感染に移行しそうな状態のことをいいます。近年新たな知見が徐々に増えてはいますが、いまだわかりやすい判定方法やエビデンスがない状態です。DESIGN-R®に組み込まれたことで、データが蓄積されエビデンスが構築されるのではないかと期待されています。

現在、クリティカルコロナイゼーションにはバイオフィルムが影響しているのではないかと考えられています。バイオフィルムとは菌体表面に粘液多糖体を産生し、コロニーを形成した状態です。納豆のネバネバをイメージしてみてください。あのようなネバネバが創面に付着していては、なかなか創が清浄化されないのも理解できますね。

「創面にぬめりがあり、滲出液が多い。肉芽があれば、浮腫性で脆弱」、このような状態のときはクリティカルコロナイゼーションを疑いましょう。近年はバイオフィルムを検出するキットや、形成を予防する抗菌性のある創傷被覆材（ドレッシング材）も開発されています。

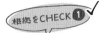
根拠をCHECK ❶ ✔

日本褥瘡学会：褥瘡予防・管理ガイドライン第5版（2022）[3]

バイオフィルムを検出するキット（一例）

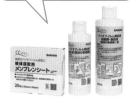

▶ CCステップス バイオフィルム検出ツール
（画像提供：サラヤ株式会社）

抗菌性のあるドレッシング材（一例）

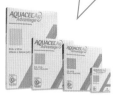

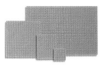

▶ アクアセル®Ａｇアドバンテージ
（画像提供：コンバテック ジャパン株式会社）

8
在宅

2. 湿潤環境の調整

Moist Wound Healing（湿潤環境下の創傷治癒）といわれるように、**創傷治癒には湿潤環境を調整することが重要**です。この湿潤環境というのは、湿潤していればよいというものではありません。**滲出液は少なすぎても多すぎてもいけない**のです。

湿潤環境をほどよい状態に保つために、ドレッシング材や外用薬を使用します。ドレッシング材はたくさんの種類がありますが、創傷の状態に合わせて選択をしないと効果を発揮できません。滲出液の多い創に対して吸収力の低いドレッシング材を使用すると、創周囲が浸軟し治癒が遅延してしまいます。結果、費用負担が増加することもあるので、適切なドレッシング材を選択することが大切です。❷
また感染徴候がある創を安易に閉鎖環境にすることは、感染が悪化し全身状態にかかわるため避けなければなりません。

在宅療養の場では、やむなく食品用ラップを使用することもあると思いますが、創の状態をアセスメントして、適切なケア方法であるか検討する必要があります。

（石川典子）

根拠をCHECK ❷ ✓

なかなか創傷が治らないと感じたら、創面を注意して観察するとよい。クリティカルコロナイゼーションの特徴が現れている場合は、臨床所見を医師と共有し、ケア方法を再検討することが必要である。滲出液が多いようであれば、抗菌性・吸水性の高いポビドンヨードシュガーなどの軟膏や、銀含有のハイドロファイバーなどのドレッシング材に変更し、毎日の洗浄と交換で創の清浄化を図る。スルファジアジン銀含有の軟膏など水分含有量が高い軟膏では、肉芽の浮腫が増強する可能性があるので、避けたほうがよい。

表1　DESIGN-R®2020における変更点の一部

❶「深部損傷褥瘡（DTI）疑い」の追加
- ▶「深さ（Depth）」の項目に、「深部損傷褥瘡（DTI）疑い」を追加する
- ▶「深部損傷褥瘡（DTI）疑い」は、視診・触診、補助データ（発生経緯、血液検査、画像診断等）から判断する

❷「臨界的定着疑い」の追加
- ▶「炎症／感染（Inflammation/Infection）」の項目に「3C：臨界的定着疑い（創面にぬめりがあり、滲出液が多い。肉芽があれば、浮腫性で脆弱など）」を追加する

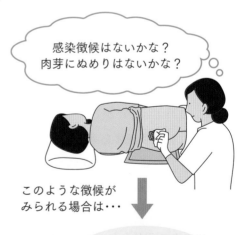

感染徴候はないかな？
肉芽にぬめりはないかな？

このような徴候がみられる場合は…

クリティカル
コロナイゼーション
を疑う

文献

1）Flanagan M. The philosophy of wound bed preparation in clinical practice. Smith & Nephew Medical Ltd, 2003：1-34.
2）日本褥瘡学会：改定DESIGN-R®2020 コンセンサス・ドキュメント．照林社，東京，2020：15.
3）日本褥瘡学会編：褥瘡予防・管理ガイドライン 第5版．照林社，東京，2022.

在宅

keyword ▶ チーム医療 多職種連携

9 ホームヘルパーに 依頼できる医療ケアがある

法制度のもと多職種で生活を支える

独居高齢者や家族が不在となる時間が長いケースなど医療ケアを必要とする人の暮らしを支えるうえで、訪問介護員（ホームヘルパー）などの介護職が実施できる医療に関連する行為を理解しておく必要があります。

表1は「**原則的に医行為でない行為**」として、**介護職ができるケア**を示しています[1]。❶ 爪切りを例に挙げると、爪白癬の肥厚や糖尿病の管理が必要な場合は介護職でなく看護師が実施するなど、**個々の行為の態様に応じ個別に判断することが必要**です。

介護職などに認められた行為（表2）[2]のうち、喀痰吸引と経管栄養は患者本人や家族の負担が大きいことから、2011年に法律が一部改正され、❷ **医行為ではあるものの、その一部について介護福祉士や一定の研修を受けた介護職は他の医療職と同様にこれらの行為を業務として実施できることになりました**[2]。

多職種と協働し、介護職が安全に医療ケアを実施できるよう看護師は状態を観察し、適切な指導助言を行いましょう。

（馬場愛子）

根拠をCHECK❶

実施条件として、下記が必要[1]。
・対象者の容態が安定していること
・医師または看護職による連続的な容態の経過観察が必要な場合ではないこと
・医薬品の使用による専門的な判断が必要な場合ではないことを医師または看護職が確認し、本人または家族の承諾を得ること

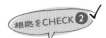

根拠をCHECK❷

社会福祉士及び介護福祉士法[2]

表1 厚生労働省通知で示された原則的に医行為でない行為（16項目）

1. 体温測定
2. 血圧測定
3. パルスオキシメータの装着
4. 軽微な切り傷、すり傷、やけどなどの処置
5. 皮膚への軟膏の塗布
6. 皮膚への湿布の貼付
7. 点眼薬の点眼
8. 一包化された内服薬の内服介助
9. 肛門からの坐薬挿入
10. 鼻腔粘膜への薬剤噴霧
11. 爪切り
12. 口腔内の刷掃・清拭
13. 耳垢の除去
14. ストマ装具のパウチに溜まった排泄物の除去
15. 自己導尿の補助
16. 市販のディスポーザブルグリセリン浣腸器を用いての浣腸

表2 介護職員等が一定の要件のもとに実施できる医行為（特定行為）

1. 口腔内の喀痰吸引
2. 鼻腔内の喀痰吸引
3. 気管カニューレ内部の喀痰吸引
4. 胃瘻または腸瘻による経管栄養
5. 経鼻経管栄養

8

在宅

文献

1) 厚生労働省：医師法第17条、歯科医師法第17条及び保健師助産師看護師法第31条の解釈について，平成17年7月26日．
https://www.mhlw.go.jp/stf2/shingi2/2r9852000000g3ig-att/2r9852000000iiut.pdf（2022.9.10. アクセス）
2) 厚生労働省：社会福祉士及び介護福祉士法の一部を改正する法律の施行について（喀痰吸引等関係），平成23年11月11日．
https://www.fukushihoken.metro.tokyo.lg.jp/kourei/hoken/tankyuuin.files/48_1111tuuchi_25312.pdf（2022.9.10. アクセス）

10 ご遺体のクーリングは腐敗や自己融解、変色を予防する

死後4時間以内にクーリングを開始する

　ご遺体のクーリングは①微生物（細菌）によるご遺体の腐敗防止、②酵素によるご遺体の自己融解防止、③化学反応によるご遺体の変色防止のために重要といわれています[1]。クーリングは、全身感染症などでとても腐敗が早いと考えられる場合は、エンゼルケア → p.74 が終わり次第できるだけ早く、通常の場合では死後4時間以内、遅くとも6時間以内に冷却開始が有効とされています[2]。

　実践に取り入れやすいご遺体のクーリング方法は、通常使用している蓄冷剤（アイスノン®など）を腐敗が起きやすい腸、胃、肺の上に、できるだけ体表面に当たるように置くようにします（図1）。❶❷ご遺体のおなかの上にアイスノン®を置くと、見た目が重そう、せっかくの体温（ぬくもり）が奪われてしまうなどと感じる家族もいますので、家族への説明や配慮が重要です[4]。❸家族に説明し了承が得られれば、胸腹部の冷却を行い、冷却物品は葬儀社に引き継ぐ際に回収します。

（中野真理子）

根拠をCHECK❶ ✔
標準的な蓄冷剤20cm×30cm程度のものであれば、胸部に2個、腹部に2個で3〜6時間までは十分な効果が期待できる[3]。

根拠をCHECK❷ ✔
自宅に蓄冷剤がない場合には、氷をビニール袋に入れて胸部や腹部に対してクーリングを行えば、30分程度は持続した冷却ができる[3]。

根拠をCHECK❸ ✔
20℃以上の環境下では腐敗変化のリスクが高まるといわれるため[3]、自宅では冬は暖房を控え、夏は冷房を使い、側にいる家族がやや寒いと感じる程度の室温にするとよい[4]。

図1　ご遺体の冷却部位

肺、胃、腸などの臓器を中心に冷却する

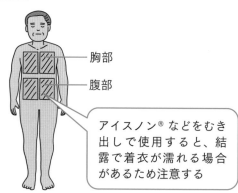

胸部
腹部

アイスノン®などをむき出しで使用すると、結露で着衣が濡れる場合があるため注意する

文献
1）伊藤茂：特集 よりよいケアのために改めて見直したい"今"はこうする！エンゼルケアの注意点. エキスパートナース 2017；33(8)：92-93.
2）小林光恵：もっと知りたいエンゼルケアQ&A. 医学書院，東京，2012：59.
3）伊藤茂：遺体管理の知識と技術 - エンゼルケアからグリーフケアまで -. 中央法規出版，東京，2013：81-82, 100.
4）上野宗則：エンゼルケアのエビデンス!? - 死に立ち会うとき，できること -. 素敬SOKEIパブリッシング，山口，2011：60, 81.

索引

数字・欧文

和文

多領域をまとめてCHECK
今はこうする ケアの根拠

2022年12月12日　第1版第1刷発行	編　集	林　直子
2023年 6月10日　第1版第2刷発行	発行者	有賀　洋文
	発行所	株式会社 照林社
		〒 112 － 0002
		東京都文京区小石川2丁目3－23
		電話　03－3815－4921（編集）
		03－5689－7377（営業）
		https://www.shorinsha.co.jp/
	印刷所	共同印刷株式会社

●本書に掲載された著作物（記事・写真・イラスト等）の翻訳・複写・転載・データベースへの取り込み、および送信に関する許諾権は、照林社が保有します。

●本書の無断複写は、著作権法上での例外を除き禁じられています。本書を複写される場合は、事前に許諾を受けてください。また、本書をスキャンしてPDF化するなどの電子化は、私的使用に限り著作権法上認められていますが、代行業者等の第三者による電子データ化および書籍化は、いかなる場合も認められていません。

●万一、落丁・乱丁などの不良品がございましたら、「制作部」あてにお送りください。送料小社負担にて良品とお取り替えいたします（制作部　☎0120－87－1174）。

検印省略（定価はカバーに表示してあります）
ISBN978-4-7965-2574-9
©Naoko Hayashi/2022/Printed in Japan